FAT CUT D{ET

이 책의 구성은 이렇습니다.

Part 1 오해와 진실 _ 당신이 살찌는 진짜 이유는?

실패 없는 다이어트를 위해 다이어트에 대한 오해와 편견을 바로잡아줍니다.

Part 2 FAT CUT DIET 시작 전 기초 상식 사전

비만의 원인을 과학적으로 분석, 다이어트를 시작하기 전에 알아두면 도움이 되는 상식들을 소개합니다.

Part 3 피부까지 건강해지는 FAT CUT DIET

FAT CUT DIET 식이법과 운동법, 다이어트 후 요요 퇴치법과 식욕 조절, 피부 관리 팁을 제시합니다.

이 책은 이렇게 읽으세요.

물론 Part 1부터 읽는 것이 좋습니다. 세상 모든 일이 그렇듯이 다이어트도 기초 지식이 튼튼해야 성공 확률이 높아지니까요.

그러나 마음이 급하신 분은 일단 Part 3를 먼저 읽고 FAT CUT DIET를 실천하면서 시간 나는 대로 Part 1과 Part 2를 읽으시면 됩니다.

건강한 피부 미인을 만드는 과학 다이어트

지방만 쏙 빼주는
FAT CUT DIET

팻 컷 다이어트

김성동 지음

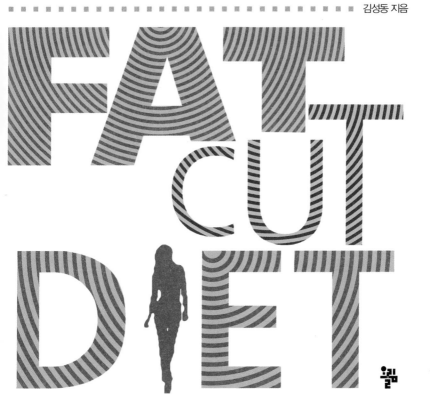

누구나 성공할 수 있는 100% 당첨 게임

서점에 가보면 다이어트 관련 서적이 소설만큼이나 많다. 뾰족한 다이어트 방법이 아직도 나오지 않았다는 뜻이 아닐까. 소설이야 변화무쌍한 인간 세상사를 다루는 만큼 그 다양성은 무한대라 할 수 있다. 그러나 과학적 해석을 통해 얼마든지 해법을 도출해 낼 수 있는 체지방 축적, 즉 비만에 관해서는 너무도 많은 지침서가 저마다 다른 목소리를 내고 있다. 지금까지 다이어트가 과학적 접근 대상이 아니었음을 입증하는 것이리라. 심지어 '다이어트 절대 하지 마라'라고 역설하는 책이 나올 정도이니 이쯤 되면 독자는 헷갈릴 만하다.

과학적 답은 하나여야 한다. 답이 여럿이면 답답해진다. 선명한 답 대신 애매모호한 답답함이 다이어트를 시도하는 무수한 이

FATCUTDiET

들을 괴롭히고 있다.

필자는 의약 전문가 강의를 진행하면서 전문가들도 인체 생명 현상에 대해 일반인처럼 답답함을 느끼고 있다는 점을 깨닫고 안타까움을 느끼곤 했다. 전문가들조차 의학 정보의 홍수 속에서 환자에게 어떤 치유 방법을 제시해야 할지 뚜렷한 임상 노하우를 정립하지 못해 고민하고 있는 것이다. 다이어트의 세계 또한 이처럼 정보는 넘치지만 결과는 빈약한 '풍요 속 빈곤' 현상을 겪고 있다.

과학은 한 가지 원인에 대해 한결같은 결과 값이 나올 때 비로소 존재 의미가 있다.

그러나 오늘날의 다이어트는 미국의 생명공학자 브라이언 페스킨Brian Peskin 박사도 지적했듯이 과학적 근거 대신 유명인의 '유추'와 '의견'이 다이어트 희망자들을 오도하고 있을 뿐이다. 효율적이고 안전한 다이어트를 원하는 이들에게 과학 다이어트를 실현할 수 있는 가이드가 없었기 때문이다. 필자는 유전자 차이나 그로 인한 체질적 차이와 상관없이 누구나 자신이 감량하고 싶은 만큼 살을 뺄 수 있고, 다이어트가 물이나 단백질이 아니라 지방만을 도려내는, 마치 정교한 예술 작업과도 같은 다이어트를 소개하고 싶었다. 이 책의 제목을 'FAT CUT DIET'라 지은 것도 바로 이런 이유에서다.

왜 FAT CUT DIET인가

지금까지 다이어트는 살이 찌지 않도록 먹는 것을 제한하는 행위 즉, 열량 제한으로 여겨져왔다. 이러한 무조건적인 섭취열량 제한 때문에 다이어트 후 요요는 필연적인 통과의례가 되었다.

요요라는 폐해를 막기 위해 지금부터 다이어트는 건강을 유지하기 위해 먹는 활동, 즉 건강식이食餌란 의미로만 불려야 한다. 먹는다는 것은 건강한 생존을 위한 것이기 때문이다.

바람직한 다이어트의 목표는 체중 감량이 아닌 체지방 감소에

FATCUTDIET

있다. 체지방 감소로 다이어트 목표가 명확해졌을 때 체중 감량 후 세금처럼 따라오던 요요현상을 원천 징수할 수 있다.

지금까지는 수분을 빼거나 근육 단백질을 감소시키는 행위까지 포함해 다이어트로 불러왔기 때문에, 필자는 다이어트란 '과학적인 체지방 감소'라는 인식이 일반화될 때까지 'FAT CUT'이란 말을 앞에 덧붙여 다이어트의 의미를 선명히 하고자 한다.

다이어트를 시도하는 이유가 멋진 옷을 입고 싶어서이든 모델이 되고 싶어서이든, FAT CUT DIET와 함께 한다면 누구나 요요라는 복병을 만나지 않고 원하는 만큼의 지방만을 자로 잰 듯이 감량할 수 있을 것이다.

FAT CUT DIET는 모든 사람들이 더 이상 독립투사와 같은 의지를 발휘하지 않고도 밝고 가벼운 마음으로 즐기듯이 할 수 있는 재미있는 게임이 될 것이다. 회한과 고통 어린 다이어트가 아닌 즐거운 다이어트를 시작하려는 독자에게 이 책이 성공의 동반자가 되기를 바란다.

따지고 보면 건강이란 무리하고 싶을 때 무리할 수 있게 해주는 힘이 아닐까. 스키를 온종일 타고 싶을 때, 좋은 책을 밤새워 읽고 싶을 때, 맘에 드는 영화를 24시간 보고 싶을 때, 600페이지 원고를 하루 만에 교정봐야 할 때, 우리에게 필요한 것은 건강이다.

누구나 이 책대로 FAT CUT DIET를 실행한다면 원하는 몸매, 원하는 피부톤을 거울을 통해 확인할 수 있을 뿐 아니라 자신이 흠뻑 빠지고 싶은 일을 원하는 만큼 할 수 있을 정도의 건강까지 다질 수 있을 것이다.

찰리 채플린은 "인생은 클로즈업해 보면 비극이지만 멀리서 바라보면 희극이다"라고 말했다.

마지막으로 매사추세츠 공과대학에서 생명과학과 공학을 접

FATCUTD🏃ET

목, 인체의 생명현상을 규명하는 생명공학 분야를 개척했고, 이
책의 출간을 위해 학술 자문에 도움을 준 브라이언 페스킨 박사
에게 감사의 마음을 전한다.

선리치(善理治)

김성동

Part 3   몸과 피부까지 건강해지는 FAT CUT DIET, 시작!

부록2 **체크하다 보면 날씬해지는 FAT CUT DIET SCHEDULER**

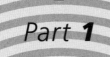

Part 1

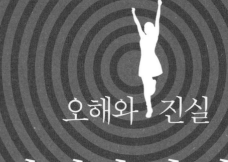

오해와 진실

당신이 살찌는 진짜 이유는?

교황청과
갈릴레오 갈릴레이

한 시대를 지배하는 통제력의 근원은 진실일까, 권위일까? 갈릴레오 갈릴레이는 지구가 우주의 중심이 아니라는 지동설을 유포시킨 혐의로 그 시대 최고의 권위였던 교황청이 주도한 종교재판에 회부되어 파문을 당했다. 그 당시 교황청은 천동설을 율법으로 정해놓은 터였다. 교황청이 갈릴레오를 복권시킨 것은 놀랍게도 그로부터 300년이 지난 1992년의 일이다.

진실이 승리를 맛보는 것은 늘 이처럼 얼마간의 시간이

흐른 뒤라는 것을 이런 역사적 사실들이 잘 보여주고 있다.

이런 일은 오늘날에도 다반사로 일어난다. 특히 인체와 건강에 관한 영역에서 가장 빈번히 벌어지고 있다.

과학적 진실 대신 몇몇 권위자가 품고 있는 비과학적 '의견'을 대중이 절대적으로 추종하고 있는 예를 3가지만 들어보자.

1. 살이 찌는 것은 많이 먹기 때문이다.
2. 살을 빼려면 운동을 많이 해야 한다.
3. 화장품은 피부에 영양분을 공급해주는 것이다.

과연 그럴까? 1항은 '칼로리＝살찌빵'이라는 비과학적 유추에 따라 다이어트의 율법처럼 굳어져버렸다. 2항은 운동을 '다이어트 성공에 이르는 지름길'로 착각하는 무지의 산물이다. 사람마다 피부가 각기 달라서 건성, 민감성, 지성, 악건성을 띠게 된다고 주장하는 화장품 제조 회사가 혹세무민하기 위해 만든 말이 3항이다.

1항은 모든 종류의 칼로리가 아니라 탄수화물에서 비롯

된 칼로리만이 살지방로 간다는 과학적 사실과 동떨어진 틀린 짐작이다. '운동은 다다익선'이란 강박적 신념에서 나온 2항은 활성산소 대량 배출과 관절 손상을 감수하게 만들 뿐이다. 그리고 3항은 피부는 흡수기관이 아닌 배출기관이라는 단순한 이해만으로도 화장품 회사들이 내건 슬로건이 얼마나 터무니없는 발상인지 알 수 있다.

'그러할 것이다'라는 권위자들의 비과학적 추론이 어느덧 이론보다 더 막강한 힘을 지닌 율법으로 탈바꿈한 채 대중을 옥죄는 일이 300년 전 교황청이 저지른 과오처럼 지금의 다이어트 세계에서도 전문가들에 의해 진행되고 있는

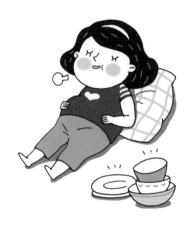

것이다. 지금도 많은 의약 전문가들이 '살이 찌지 않으려면 고기를 삼가라'고 말하고 있으니 말이다.

필자가 미국 텍사스에 머무는 동안 버스에 탈 때마다 보았던 초고도비만 운전기사들, 이른바 배둘레햄들이 연출했던 진풍경이 지금도 사진처럼 선명하다. 넓은 운전석 등받이를 덮고도 남아서 비어져나온 허릿살이 맨 뒷좌석에서도 눈에 들어올 정도였다.

많은 전문가들이 '미국인들이 스테이크를 좋아하기 때문'이라고 말한다. 하기는 일부 생화학 교과서에조차 다이어트에 성공하려면 지방 섭취량을 줄여야 한다고 쓰여 있으니 무리도 아니다. 하지만 이는 과학적 검증의 결핍에서 비롯된 유추와 의견일 뿐이다.

결론적으로 말하면, 섭취한 지방이 지방세포에 쌓이려면 단순한 지방 섭취가 아니라 탄수화물이라는 중매쟁이가 존재해야만 한다. 이것이 본질이다.

지방세포에 지방을 쌓는 범행의 주범은 탄수화물이다. 지방 축적은 탄수화물과 탄수화물이 끌어들인 인슐린이라는 방조범이 저지른 결과다. 안전하고 성공적인 FAT CUT은 바로 이런 단순한 사실을 잊지 않고 음식 섭취에 실제

적용하는 데서 출발한다.

중학교 때의 일이다. 영문법 책에서 Beauty is skin deep, 즉 '아름다움은 피부 한 꺼풀'이라는 표현을 대했을 때, 어른이 되어 인생 전반이 허무하게 느껴질 수도 있겠다는 마음이 앞선 나머지 잠시 허무주의에 빠진 적이 있었다. 피부外貌가 인간 사이에 벌어지는 인종 차별, 종교 차별 같은 다툼과 전쟁의 근원이라는 것이 참으로 허망하게 느껴졌기 때문이다.

사람은 눈에 보이는 것만을 판단 기준으로 삼을 만큼 아직 진화를 마치지 못한 존재다. 살을 빼기 위해 동원되는 방법들이 몸을 상하게 만드는 오류임을 알면서도 서슴지 않고 잘못된 방법을 적용하는 것만 보아도 지적知的 미진화 상태임을 인정해야만 하겠다.

우리는 좀 더 진화하기 위한 미션을 띠고 이 땅에 태어난 존재다. 그러므로 살을 빼는 방법도 자연이 원하고 신이 정한 룰인 과학의 테두리 안에서 이루어져야 한다.

제한된 삶을 훌륭히 살아가기 위해서는 권위자의 의견에 맹종하지 않는 현명한 갈릴레오 갈릴레이가 되어야 한다.

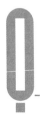

전 왜 물만 먹어도
살이 찔까요?

흔히 물만 먹어도 살이 찐다는 말을 많이 합니다.

갑상선 기능 저하로 신진대사율이 낮아지거나, (반복되는) 단식으로 저장모드가 작동될 때 적은 양으로도 살이 찔 수 있습니다.

하지만 살이 찌는 어떤 경우에도 그 배후에는 '고탄수화물 식사'가 버티고 있습니다.

따라서 탄수화물 제한 식사를 유지하면서 단백질과 지방을 충분히 섭취한다면 인종, 체질, 환경에 관계없이 바라는 체중을 유지할 수 있습니다.

당신이 다이어트에 실패하는 진짜 이유

섭취 칼로리 − 소비 칼로리 ≠ 살, 운동 ≠ 다이어트 성공

살찐 이들은 두 가지 이유로 원죄의식에 갇혀 있다.

'난 너무 많이 먹어서 살이 찌는 거야.'

'난 너무 게을러. 그래서 살이 안 빠지는 거야.'

우리는 이렇게 주입받았고 스스로 그렇게 믿고 체념하며 살아왔다. 그리고 지금도 수많은 이들이 냉장고 문을 부여잡고 허벅지살을 찌르며 아무 의미 없는 고통을 감내하고 있다. 이것은 다이어트 사업에 뛰어든 수많은 회사와 전문가들이 반세기가 넘게 이구동성으로 '섭취 칼로리 – 소비 칼로리 = 살', '운동 = 다이어트 성공'이라는 흠투성이의 두 가지 등식을 절대 공식인 것처럼 외쳐왔기 때문이다.

천동설이 아닌 지동설이 진리임을 천문학이 입증해 냈던 것처럼, 생리학과 생화학 또한 이 두 가지 등식이 더 이상 다이어트 세계의 절대 진리가 아님을 입증해 냈다. 이제는 모든 이들이 원죄의식의 속박에서 벗어나 자유를 누릴 수 있게 된 것이다.

필자가 머리말에서 이야기했듯이 다이어트는 고통과 인내가 아닌 '100% 당첨 게임' 같은 오락이다. 그 이유는 '섭취 칼로리 – 소비 칼로리 ≠ 살', '운동 ≠ 다이어트 성공'이라는 부등식이 살빼기에 조바심치는 당신을 안심시킬 만한 충분한 과학적 근거를 가지고 있기 때문이다.

다이어트 법정에서의 판결문은 이제 '뚱뚱한 당신은 무죄!'로 바뀌어야 한다. 다이어트에 실패하는 이유는 실패할 수밖에 없는 방법을 알려주는 이들 때문이다. 칼로리는 칼로리일 뿐 지방이 아니며, 운동은 다이어트의 답이 아니다.

FATCUTDIET

G3P 공급원은 탄수화물

지방조직에 지방을 가둬두기 위해서는 반드시 G3P glycerol-3-phosphate라는 포졸이 있어야 한다. G3P는 포도당이 변환과정을 거쳐 만들어지는 물질로 아실 코에이Acyl-CoA라는 보조효소와 결합하여 지방이 된다.

'G3P 공급원은 탄수화물'이라는 말을 나침반으로 삼는다면 순풍에 돛을 단, 안전하고 자유로운 다이어트 항해가 될 것이다.

현재 의약 전문가가 일반인에게 권하고 있는 다이어트 방법은 대부분 과학적 근거가 희박하다. 그중 하나가 지방을 만드는 재료는 지방이라고 생각한 나머지 지방 제한 식이법을 강조하는 것이다. 하지만 지방조직에서 트리아실글리세롤 triacylglycerol이란 형태의 중성지방이 합성되기 위해서는 지방과 탄수화물로부터 공급되는 아실 코에이Acyl-CoA와 탄수화물에서만 구할 수 있는 G3P가 결합해야만 한다.

즉 엔진과 바퀴 사이에 구동축이 있어야만 동력이 전달될 수 있는 것처럼, 지방이 지방세포에 쌓이려면 탄수화물이라는 회전축이 있어야 하는 것이다. 이를 자동차에 비유하여 표현한다면 다음과 같다.

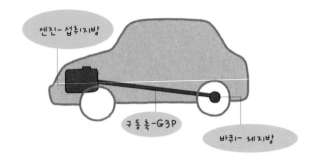

엔진- 섭취지방

구동축-G3P

바퀴- 체지방

그러므로 다이어트 항해를 시작할 때 우리는 지금까지의 상식을 지우고 FAT CUT의 실마리는 지방 제한이 아니라 탄수화물 제한에 있다는 사실을 항해일지 첫 페이지에 기록해 놓아야 한다.

운동의 목적은 지방 연소가 아닌 기초대사량 상승

운동 처방에 있어서도 트레이너들로부터 잘못된 운동방법이 무비판적으로 전수되어 이익보다는 손실이 더 큰 결과를 보게 된다. 지나친 유산소운동은 활성산소 발생량을 증가시켜 조직을 손상시키고 기구운동 중심의 웨이트 트레이닝은 관절 손상이라는 부효과를 가져온다. 유산소운동을 처방하는 의도는 운동을 통한 지방 연소에 있지만 보다 바

FATCUTD|ET

람직한 지방 연소란 운동시간에만 이루어지는 것이 아니라 몸이 편히 쉬고 있는 수면 중에도 이루어져야 한다. 즉, 운동의 목적은 운동하는 동안의 지방 연소가 아니라 근육량을 늘려 기초대사량을 늘리는 것에 있다.

세포막에 설치되어 있는 나트륨 펌프Na-pump라는 풍차는 세포 안에 고여 있는 나트륨을 세포 밖으로 퍼내는 장치다. 이 풍차를 돌리는 데 총 에너지 생산량의 3분의 1 정도가 소모된다. 따라서 근육량이 늘면 나트륨 펌프 수도 늘어나 그만큼 에너지 소모량 즉, 기초대사량이 증가하게 된다. 자는 동안에도 늘어난 근육세포에서 끊임없이 지방 연소가 일어나므로 자연히 체지방은 줄어들게 된다.

유산소운동 처방의 문제점은 매일 반복적으로, 숨이 차도록 몸을 움직이라고 주문한다는 것이다. FAT CUT을 희망하는 사람 대부분은 독립투사가 아닌 작심삼일형 범부이기 때문에 재미없고 따분하고 집 밖을 나서야만 할 수 있는 운동은 또 한 번 그들을 나약한 존재로 느끼게 하여 좌절하게 만든다. '나는 게으르기 때문에 살이 쪄도 마땅하다'는, 지방화를 촉진시키는 부정적 자기 암시가 중대한 위험요소로 작용하게 되는 것이다.

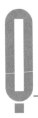

한방 다이어트나 원푸드 다이어트가 해결책이 될 수 있을까?

체지방 분해를 촉진하는 천연물질을 상품화한 한방 다이어트 제품들이 있습니다. 천연이든 화학합성이든 어느 한 가지 물질로 비만과 비만이 속해 있는 대사 증후군대사시스템 불균형화로 인한 심혈관계 증후군을 해결할 수는 없습니다.

대표적 원푸드 다이어트인 콩 다이어트는 콩에 들어 있는 헤마글루티닌, 트립신 저해제, 이소플라본 같은 반영양소antinutritional factor의 잠재 위험성 때문에 대량 요법은 삼가야 합니다. 바나나 다이어트 또한 장시간 지속하면 영양 불균형을 초래해 정상적 대사 흐름에 장애가 발생할 수 있으므로 단기간에 그쳐야 합니다.

03

지방은 결코
홀로 쌓이지 않는다

소는 풀로, 사람은 탄수화물로 지방을 만든다

구두끈을 맬 수 없을 정도로 뚱뚱했던 영국의 윌리엄 밴팅은 이비인후과 의사 윌리엄 하비로부터 '탄수화물 제한 식이'를 전수받고 효험을 보게 되자, 1863년 『비만에 대한 서신』이라는 책을 출간하게 된다.

이렇게 시작된 저탄수화물 식이요법은 1972년 '앳킨스의 다이어트 혁명'으로 이어졌고, 2007년 페스킨 박사의 '24시간 다이어트'를 통해 과학적 기반이 다져졌지만 지금까지 다이어트의 주류는 '적게 먹고 많이 움직이라'는 모순을 불가침의 규약으로 삼고 있다.

그 바람에 많이 먹고 적게 움직이는 대중들은 '게을러서 살이 찐다'는 무거운 추를 하나 더 매단 채 원죄의식의 수렁에서 헤어나지 못하고 있다.

엽록소로 덧칠한 녹색 피부를 갖고 있지 않는 한, 결코 적게 먹고서 많이 움직일 수는 없다. 그릇된 인식 때문에 요요는 늘 다이어트의 그림자처럼 인식되어 왔다.

두려움의 근원은 무지다. 낙하산 펴는 방법을 알고 있다면 8천 피트 고공에서 낙하한다 해도 두려울 게 없다. '먹은 게 살로 간다'는 막연한 두려움 때문에 많은 이가 즐겁고 재미있어야 할 재즈 같은 다이어트를 어둡고 침울한 이별 연습처럼 하고 있다.

총알이 한 발 들어 있는 총과 열 발이 들어 있는 총 중에서 어느 것이 더 위험할까? 보통 열 발을 채운 총이 더 위험하다고 생각하기 십상이다. 그러나 안전장치의 의미를 안다면 이렇게 대답할 수 있다. "안전장치가 풀린 총이 더 위험하다." 양은 중요치 않다. 문제는 그것이 지닌 속성에 있다.

이와 마찬가지로 지방은 지방 자체로는 문제가 되지 않

FATCUTDIET

는다. 지방 혼자서는 체내에 지방으로 저장되지 않기 때문이다. 단백질 또한 체지방으로 저장되지 않는다. 지방은 탄수화물의 도움을 받았을 때에만 제한적으로 지방세포에 지방으로 쌓일 수 있다. 탄수화물만이 '지방 변환 자동화' 능력이 있다는 말이다. 소는 풀을 먹어 지방을 만들고 사람은 탄수화물로 지방을 만든다.

에이즈 환자가 되려면 역학적으로 HIV바이러스 감염이 전제되어야만 한다. 후천성면역결핍증이 감기 바이러스 때문에 생길 수는 없다.

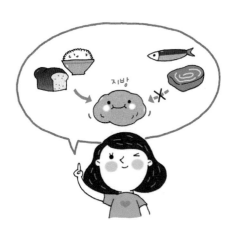

이와 마찬가지로 아무 음식이나 배불리 먹는다고 해서 지방세포가 불룩불룩해지는 것이 아니다. 몸통은 탄수화물이고, 지방은 깃털일 뿐이다. 탄수화물 없는 지방은 그저 에너지원일 뿐, 지방으로 쌓이지 못한다.

근묵자흑近墨者黑, 먹을 가까이 하면 자신도 모르게 검어진다는 말처럼 입이 탄수화물을 가까이 하면 당신의 몸은 지방을 가까이 하게 된다.

통째로 기억해 두어야 할 것

- 탄수화물 : 인체 구성에서 차지하는 비율은 1%에 불과하다. 3대 영양소 중 독자적으로 지방이 될 수 있는 유일한 영양소
- 포도당 : 성인 혈액 5L 안에 5g만 있으면 충분하다.
- 지방 : 세포막 구성 성분의 1/2을 차지한다.

- 먹은 지방이 지방세포에 쌓이려면 반드시 탄수화물이 있어야만 한다.
- 먹은 지방이 에너지로 쓰이려면 탄수화물을 먹지 않아야 한다.
- 몸이 에너지원으로 선택하는 우선순위는 탄수화물 – 지방 – 단백질 순이다.
- 단백질은 기아 상태가 아니면 에너지로 쓰이지 않는다. 근육, 인대, 면역세포, 효소, 호르몬, 세포막을 구성하는 핵심 영양소이기 때문이다.
- 단백질은 지방조직에 지방으로 쌓이지 않는다! 그래서 마음껏 먹을 수 있다. 앞으로 소개할 FAT CUT DIET를 진행할 때 단백질이 주식이 될 수 있는 이유가 바로 이것이다.

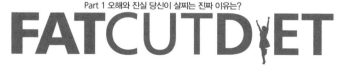

Part 1 오해와 진실 당신이 살찌는 진짜 이유는?

FATCUTD|ET

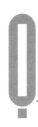

팔, 배 등 부위별로도 살을 뺄 수 있나요?

한 달간 지방 분해 크림을 바르면 부위별로 지방이 빠진다는 광고는 매혹적이지만 과학적 근거가 희박합니다. 효과가 있다 하더라도 피부에 발라 지방세포까지 약물을 침투시키려면 침투제의 성능이 뛰어나야만 할 텐데 침투제는 몸에 매우 해로운 물질입니다.

한 달간 사용한다면 각질층 파괴는 물론 침투제가 다른 장기에 축적되는 위험성을 무시할 수 없습니다. 세포에서 이루어지는 생화학 메커니즘을 바로잡아야 해결될 수 있는 일을 단순히 지방을 녹여 이루겠다는 시도는 무모할 따름입니다.

한편에서는 운동을 통해 부위별로 살을 뺄 수 있다고 하는데 이것은 착시 현상 때문에 생긴 말입니다. 운동 부위에 근육이 생기면서 선이 선명해지는 것을 살이 빠진 것으로 착각하기 때문입니다.

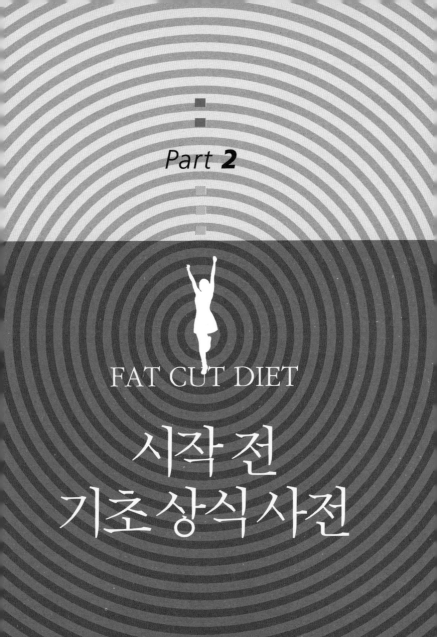

Part **2**

FAT CUT DIET

시작 전
기초상식사전

인슐린의
두 얼굴

『지킬 박사와 하이드 씨』는 인간의 마음속에 공존하는 선과 악의 대립을 미스터리 형식으로 풀어낸 로버트 스티븐슨의 대표작이다. 인간에게 선악이라는 모순된 이중성이 잠재되어 있듯이 인슐린에도 지킬 박사와 하이드 씨 같은 이중성이 숨어 있다.

평소 인슐린은 혈당 조절 모드를 수행한다. 간과 근육은 약 500그램의 글리코겐을 저장하고 있다. 글리코겐이란 포도당 6만 개가 결합한 다당류로, 동물이 단기간 사용할 에너지의 저장 형태이다. 500그램의 글리코겐을 채우고도 정상 혈당100mg/100ml치를 넘어설 정도로 탄수화물이 과잉으로 들어오는 비상 상태가 되면 인슐린의 지방 저장 모드가 작동되면서 지방세포에 지방이 쌓이기 시작한다.

　이를 조금 더 자세히 살펴보자. 인슐린이 세포막에 막대

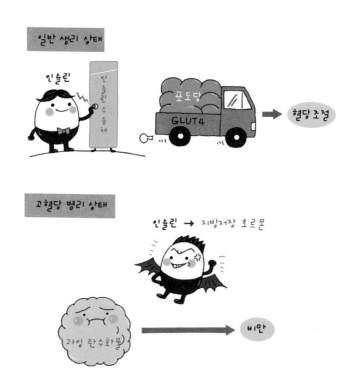

일반 생리 상태

인슐린　인슐린 수송체

포도당　GLUT4　혈당 조절

고혈당 병리 상태

인슐린 → 지방저장 호르몬

과잉 탄수화물 → 비만

자석처럼 서 있는 '인슐린 수용체'라는 초인종을 누르면 이 신호를 받고 세포 안에 대기하고 있던 GLUT4glucose transporter4 라는 포도당 수송 트럭이 포도당을 싣고 세포 속으로 이동한다. 이렇게 해서 인슐린은 혈당을 조절하는떨어뜨리는 역할을 한다. 인슐린이 지킬 박사처럼 행동할 때의 일이다. 우리가 일반적으로 알고 있는 인슐린의 바람직한 생리작용이다.

반면에 일반 생리 상태가 아닌 고혈당이라는 병리 상태가 되면 인슐린은 하이드 씨 가면을 쓰고 몸 곳곳에서 놀부 짓을 하며 돌아다닌다. 우리 몸에 과잉의 탄수화물베이글 한 개가 지닌 탄수화물보다 많은 양은 과잉이라 말하는 학자도 있다이 들어오면 인슐린은 탄수화물을 지방으로 저장하는 지방 저장 호르몬으로 변신해 비만을 일으키는 한편, 동맥벽을 두껍게 만들어 혈관뿐 아니라 신경계, 근육계, 피부 등 신체의 모든 조직을 딱딱하게 만드는 골칫덩어리가 된다.

인슐린은 탄수화물 진압군

인슐린이 탄수화물을 지방으로 가두는 역할을 하는 까닭은 인체를 방어하기 위한 안전조치이기도 하다. 과잉의 탄수화물은 과잉의 코르티솔cortisol을 분비시켜 면역세포 림프구의 활동력을 떨어뜨리기 때문이다. 코르티솔은 콩팥의 부신피질에서 분비되는 호르몬으로 스트레스를 받으면 분비량이 늘어난다. 생명 보존이라는 측면에서 면역 기능 저하 상태를 방치하는 것보다는 차라리 탄수화물을 지방 형태로 가두는 것이 조금이라도 안전하다고 판단해서 내린 궁여지책으로 해석할 수 있다.

고인슐린은 공공의 적

탄수화물을 과하게 먹은 탓에 혈액 중 인슐린이 과분비된 상태, 즉 고인슐린혈증이 일으키는 전신 반응을 몇 가지 살펴보자. 고인슐린의 속성을 알고 나면 지방만 쏙 빼주는 FAT CUT DIET가 '세포 교정 요법'임을 금세 이해하게 될 것이다.

1. '콜레스테롤 생산 엔진 가속기' 인슐린

콜레스테롤 제조 전문 효소인 'HMG CoA 환원효소'를 엔진이라고 한다면 인슐린은 가속기이다. 즉, 혈중에 인슐린이 많아지면 콜레스테롤 생산량이 증가하고, 콜레스테롤 운반체의 일종인 VLDL-CH very low density lipoprotein Cholesterol, 과저밀도 지단백 콜레스테롤이 증가해서 고중성지방혈증을 유발한다.

2. '혈관 터미네이터' 인슐린

과분비된 인슐린은 신장에서 나트륨과 수분의 재흡수를 촉진, 혈관을 수축시켜 고혈압을 발병, 악화시킨다. 또 동맥벽의 세포를 증식시켜 혈관을 비대하고 딱딱하게 만든다. 인슐린은 동화 호르몬 즉, 합성 호르몬이기 때문이다. 인슐린은 '비대 호르몬'이라는 점을 기억해 두자.

3. '당뇨병 블랙홀' 인슐린

과분비된 인슐린으로 체지방이 늘어날수록 PLA2라는 효소가 더 많이 만들어지는데, 이 효소는 세포막을 구성하고 있는 페어런트parent 오메가-6를 녹여내는 일의 달인이다. 세포막에서 모체 오메가-6가 녹아 없어지면 진흙 위에 전신주를 바로 세울 수 없는 것처럼 인슐린 수용체가 똑바로 세포막에 서 있지 못하게 되어 인슐린의 반응도가 떨어진다. 그 결과 인슐린 저항성인슐린의 효율성이 낮아지는 현상이 높아져 당뇨병이 온다.

고인슐린혈증이 지속되면 고혈압, 고중성지방, HDL high density lipoprotein, 고밀도 지단백 콜레스테롤 수치 저하, 복부 비만이 유발되고, 동맥경화증과 성인 당뇨병에 걸릴 위험성이 높아진다.

종국에는 현대인의 3대 사망 원인인 심혈관계 질환, 뇌혈

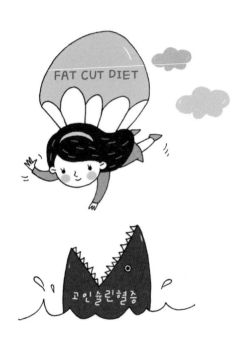

FATCUTD|ET

관계 질환, 암의 발병률을 높인다.

이를 인슐린 저항성 증후군insulin resistance syndrome 혹은 신드롬 X라고 한다. 최근에는 대사 증후군metabolic syndrome으로 통일해 부른다.

고탄수화물에 의한 고인슐린혈증이야 말로 대사 증후군을 경유하여 현대인의 사망 원인 1, 2, 3등으로 자라는 씨앗이라고 할 수 있다.

저탄수화물 식이를 기본으로 하는 FAT CUT DIET는 고인슐린혈증이라는 지뢰밭을 유유히 피해갈 수 있는 안전한 가이드라인이다. 여기에 FAT CUT DIET 팀의 소속 선수들인 페어런트 오메가-3, 6, 효소, 비타민, 미네랄, 항산화제가 포진하고 있기 때문에 인체 항상성이 균형을 잃어 질병 상태에 접어들었을 때, 건강을 바로 세울 수 있는 세포 교정 요법의 역할을 한다. 따라서 FAT CUT DIET 프로그램은 현대인의 건강을 지키기 위해 개발된 프로그램 중에서 가장 단순하고 과학적인 모델이다.

건강 유지 수칙 제1조는 '탄수화물 · 인슐린, 안전 가옥에 가두기'이다.

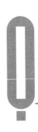

탄수화물의 유혹에서 벗어나려면?

인공위성의 성공적인 궤도 진입은 대기권 탈출이 관건이듯, 성공적인 다이어트는 탄수화물 탈출이 관건입니다. 대기권 탈출만큼은 아니겠지만 수십 년 유지해 온 탄수화물 식사의 유혹에서 벗어나기란 만만치 않은 일이죠. 탄수화물을 갑자기 차단하면 고탄수화물에 익숙해져 있던 몸에 충격이 발생하고 저혈당반응이 일어날 수 있습니다. 이를 피하기 위해서 처음 한 달 동안은 탄수화물 섭취량을 절반 수준으로 줄이고, 그다음 주 단위로 조금씩 더 줄여나갑니다.

이렇게 탄수화물을 점차적으로 감량하여 적극적으로 지방을 연소하는 FAT ZERO 모드를 실행하려면 하루 탄수화물 섭취량이 30g 이내가 되도록 조절합니다. 지방 연소 모드FAT DOWN 모드 유지와 격렬한 운동을 하는 경우에는 하루 100g 이내가 되도록 조절합니다. 하지만 단식에 비한다면 그리 어려운 일도 아니므로 뚜렷한 목표가 서 있다면 점진적 감량 없이 곧장 탄수화물을 단절하루 30g 이내 섭취해도 좋습니다. 탄수화물 행성으로부터 좀 더 쉽게 탈출하려면 PEO_{parent essential oil, 대사되기 이전 형태의 오메가-3와 6}를 하루 3,000~4,500mg씩 섭취하는 게 좋습니다.

뚱뚱해지려거든
굽고 튀기고 볶아라

S라인의 고대인이 D라인의 21세기 신인류가 되는 과정을 이해한다면 역으로 비만에 대한 해결책뿐만 아니라 모든 건강상의 의문점을 풀 수 있는 해법도 알게 될 것이다. 해법은 '거꾸로' 즉, 과거로의 회귀이다.

문제는 그것을 타임머신만이 해결해줄 수 있다는 데 있다. 우리가 할 수 있는 최선이라 한다면 아마존 유역이나 알프스로 삶의 터전을 옮기는 것일 텐데 실현 가능성은 타임머신 탑승과 매한가지다.

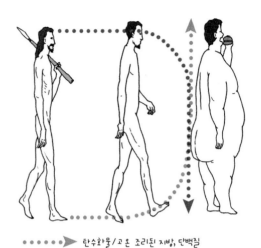

●●●●●●➤ 탄수화물/고온 조리된 지방, 단백질
●●●●●➤ 필수 불포화지방산, 식물내재 영양소, 비타민, 미네랄

　건강과 비만의 정도는 생활 습관을 오스트랄로피테쿠스와 가깝게 하기 위해 얼마만큼 지속적으로 노력하는가에 달려 있다. 오스트랄로피테쿠스에게는 비만이나 암이 없었다. 물론 뿔 달린 야생동물과 매일같이 격전을 치러야 하는 전사였다면 생사의 갈림길에 섰을 때의 어마어마한 스트레스로 암에 걸렸을 수도 있겠지만, 오염되지 않은 공기와 물, 음식 덕분에 대부분은 자연 치유되었을 것이다.

　필자가 사상의학에 심취했을 때 많은 난치병 환자들을

만날 기회가 있었다. 처방할 때 아쉽고 안타까웠던 것은 이제는 허준 선생, 이제마 선생 시대의 무공해 한약재를 구할 수 없다는 현실이었다. 무엇보다 현 인류가 가장 애석해해야 할 점은 고대인이 숨 쉬던 공기와 마시던 물, 캐 먹던 나물을 더 이상 먹을 수 없다는 것이다.

인체 항상성 유지의 핵심인자인 맑은 공기와 물, 비타민과 미네랄, 식물내재 영양소와 같은 미량 영양소를 공급하는 채소와 열매가 고대인들이 섭취하던 것과 비교할 수 없는 수준으로 전락해 버린 지 반세기가 지났다.

20, 30년 전에는 전문가들조차 낯설어했던 질병명을 이제는 일반인들이 쉽게 입에 올리게 되었고 희귀질환 동호회가 전국적으로 운영되고 있다. 예전엔 희귀병이라 했던 것이 언제부터 일반화되기 시작했을까? 대략 생수가 나오기 시작하고 공기청정기, 정수기 판매가 붐을 이룬 시점이라 보아야 할 것이다.

이 세 가지 제품은 엔트로피 값이 자연 정화로만 통제되지 못하게 되면서 생겨난 결과물들이다. 이 상황에서 인류는 화학 첨가물과 트랜스 지방을 몸에 들여놓는 치명적인 실수를 저질렀다.

환경오염만으로도 인체는 항상성 유지가 힘들 만큼 충분히 엔트로피 값이 뛰어오른 상태인데, 여기에 위 두 가지 물질까지 몸 안에 들여놓은 것은 자살골을 넣은 것과 마찬가지다. 고기는 '굽고 튀기고 볶는' 사이 트랜스 지방으로 변성되는데, 트랜스 지방은 세포막을 딱딱하게 만들어 세포 유동성을 떨어뜨린다. 돌밭에 나무를 심을 수 없듯이 인슐린 수용체가 뿌리내릴 세포막이 굳어지면 인슐린 저항성이 증가하고 그에 따라 자연히 인슐린 민감성이 낮아져 혈당이 높아지는 '제2형 당뇨병' 발병 환경이 조성된다.

인슐린 수용체라는 나무가 생장하기 좋은 옥토를 마련하기 위해서는 세포막 유동성을 좋게 하는 모체 오메가-6와 오메가-3를 알맞은 비율1:1~2.5:1로 섭취해야 한다.

굽고 튀기고 볶지 말아야 하는 또 다른 큰 이유는 당분이 지방, 단백질과 결합하는 당화 반응 때문이다.

설탕을 섭씨 120도가 넘는 온도에서 단백질, 지방과 함께 조리하면 AGEsAdvanced Glycation Endproducts, 최종당화산물가 생기는데, AGEs는 당뇨 혈관 합병증인 당뇨병성 망막증, 당뇨병성 신

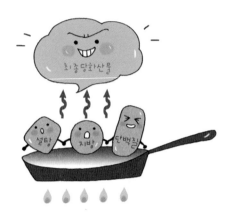

경증을 일으키는 원인자로 작용한다.

면역계에서 수색대 역할을 맡고 있는 대식세포는 AGEs 를 이물질로 인식, 염증반응을 일으키는 사이토카인_{면역세포 간 신} _{호전달물질}을 분비하고 활성산소를 배출, 인체조직을 손상시킨 다.

또한 포테이토칩, 프렌치프라이, 토스트, 쿠키를 만들 때 이들이 노릇노릇 카라멜화되는 당화 과정에서 아크릴아마 이드_{Acrylamide}라는 발암물질이 만들어진다. 같은 이유로 도 넛, 바비큐, 케이크 또한 멀리해야 한다.

알츠하이머를 유발하는 비정상 단백질로 지목되고 있는 아밀로이드 역시 당화로 생겨난 산물이다.

다소 의외라고 생각할지 모르지만 과일 역시 당화에 기여한다. 흔히 건강하려면 과일을 많이 먹으라고 강조하지만 이는 비타민, 미네랄의 공급원이라는 측면이 과하게 부각되었기 때문이다. 과당fructose의 당화활성도는 포도당의 10배 수준이다. 과일을 많이 먹는데도 만성질환에 걸렸다고 하소연하는 이들은 이 부분을 기억하기 바란다. 과일의 효과 대비 당화 부작용을 과소평가해서는 안 된다.

신진대사가 활발한 신장의 사구체, 안구의 망막세포, 췌장의 베타세포는 당화 공격의 위험도가 높은 지역이다. 따라서 당뇨 환자의 신장 기능과 시각, 청각, 인슐린 분비 기능에 문제가 발생하는 것은 당연한 일이다. 고혈압 환자가 당분 섭취를 자제해야 하는 이유는 혈관의 탄력성을 지탱하는 콜라겐 단백질이 당화에 의해 뻣뻣해져 유연성을 잃어버리기 때문이다.

굽고 튀기고 볶지 말아야 하는 이유를 앞에서 트랜스 지방화와 염증 반응의 위험을 들어 설명하였다. 이보다 더 중요한 사실은 굽고 볶고 튀기는 사이 우리 몸이 필요로 하는 효소가 모두 사멸된다는 것이다. 이 점은 앞의 두 가지 사안보다 더 광범위한 문제를 일으킨다. 효소는 우리 몸의 신진대사를 책임지는 보루이기 때문이다.

당화된 음식과 트랜스 지방은 비만을 포함하여 인간이 걸릴 수 있는 모든 질병으로 통하는 관문이다.

FATCUTD∤ET

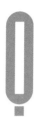

40대에 배가 많이 나오는
이유는 뭔가요?

갱년기 여성의 하복부 비만의 원인과 다이어트법

위장에 걸려 있는 그물막이라는 조직에 지방이 쌓여 그 부피만
큼 배가 나온 것을 뱃살이라고 합니다. 뱃살은 시간이 만든 산물
이 아니라 탄수화물을 주식으로 하면서 스트레스를 많이 받았다
는 증거를 담은 블랙박스입니다. 스트레스를 받으면 부신피질에
서 코르티솔 생산량이 늘어나는데, 이 코르티솔이 그물막에 내
장지방을 쌓이게 하는 원인자로 작용합니다. 참고로 코르티솔은
군수조달 호르몬이라 기억해 두면 되겠습니다. 코르티솔은 전투
시 상처가 날 것에 대비해 세포 재생에 필요한 지방산, 아미노산
의 혈중농도를 높이고, 근육에 공급할 연료인 포도당 생산량을
늘리는 역할을 합니다. 스트레스가 문제인 까닭은 공연히 혈당
을 올려 인슐린 분비량이 껑충 뛰도록 만들어놓기 때문입니다.
고탄수화물, 스트레스라는 총알을 꽉 채운 총이 코르티솔로 인
해 안전장치가 풀리면서 인슐린이라는 방아쇠가 당겨지면 뱃살
이라는 백발백중의 결과 값이 나옵니다. 올챙이배든 배둘레햄이
든 FAT CUT DIET를 실천하면 원하는 시간에 원하는 만큼 뱃살
을 CUT해 낼 수 있습니다.

06 다이어트의 적은 따로 있다!

고高탄수화물을
피해야 하는 10가지 이유

농사만 짓던 시대, 우리 조상에게 탄수화물은 그다지 해로운 존재가 아니었다. 배불리 먹을 수도 없었거니와 밥상을 물리자마자 바로 들로 산으로 나가 일을 하는 동안 소화를 마친 탄수화물이 지방으로 전환될 틈도 없이 탄수화물로부터 얻은 에너지를 모두 다 쓸 수 있었기 때문이다. 그 시대의 6첩 반상은 건강식에 가까웠다.

그러나 백반을 먹고 진한 설탕커피를 마시고 나서 하는 일이라고는 책상에 앉아 사무 보는 것이 전부인 요즘 사람들에게 탄수화물은 더할 나위 없는 위험물질이 되었다. 탄수화물 식사 후에 바로 자리에 앉는 습성은 시말서 감이다.

1. '접착제' 탄수화물

밀가루를 반죽해 본 적이 있는가? 밀가루가 말라 붙은 그릇을 씻어본 적이 있는가? 탱크를 밀가루 반죽에 넣었다가 물기를 말린다면 1500마력 탱크엔진으로도 무한궤도를 돌릴 수 없을 것이다.

탄수화물은 물기가 마르면 굳어지면서 표면 여기저기에 달라붙는다. 우리 몸에 들어간 탄수화물은 탱크에 붙은 밀가루 반죽과 같다. 우리 몸의 고장 원인은 단백질과 지방이 아니라 탄수화물이다.

위산 역류라고 진단받았다면, 위가 불꽃이 튀는 것처럼 화끈거리는 작열감이 느껴진다면 탄수화물을 줄이자!

2. '팥쥐 엄마' 탄수화물

췌장은 1퍼센트에 해당하는 아주 좁은 지역만이 탄수화물을 처리하도록 설계되어 있다. 나머지 99퍼센트는 단백질과 지방을 처리하기 위해 존재한다.

연약한 콩쥐에게 모든 힘든 집안일을 시켰던 팥쥐 엄마처럼 우리는 엄청난 탄수화물을 먹으면서 췌장을 혹사시켜 온 셈이다. 췌장의 과로가 불러온 결과가 바로 당뇨병이다.

3. '사이렌Siren' 탄수화물

호메로스의 『오디세이아』에 등장하는 사이렌은 지나가는 배의 선원들을 감미로운 노랫소리로 유혹하여 배를 난파시킨다. 이를 안 오디세우스는 밀랍으로 선원들의 귀를 막고 자신은 돛에 몸을 묶어 유혹의 섬을 무사히 지나쳐 갔다. 경보警報를 뜻하는 사이렌은 여기에서 비롯되었다.

고대 그리스 선원들이 사이렌의 달콤한 목소리에 넋이 나간 바람에 배가 난파당했듯이, 패스트푸드가 숨겨놓은 설탕의 유혹에 미뢰를 점령당한 지금 우리의 건강은 심혈관 질환이란 암초에 걸려 좌초되고 있다. 설탕의 유혹, 그것은 사이렌만큼 치명적이다.

췌장의 랑게르한스섬에서 인슐린을 길어내는 두레박은 탄수화물이다. 자연계의 모든 것에는 '허용 임계치'가 있다. 인슐린은 혈당을 조절하는 숭고한 존재이지만 임계량을 넘어선 인슐린은 전신에 민폐를 끼치는 천덕꾸러기다.

4. '소방수' 탄수화물

탄수화물은 지방 연소(燃燒)를 방해한다. 문제는 쉬운 것부터 풀게 되는 법, 탄수화물은 지방보다 분해하기 쉽기 때문에 몸은 탄수화물을 먼저 에너지원으로 이용한다. 엘리베이터를 두고 굳이 계단을 이용하지 않으려는 것과 같다. 탄수화물은 지방의 연소를 방해하는 소방수다.

5. '코르크마개' 탄수화물

과도한 탄수화물은 혈관을 막는 주요 인자로 작용한다. 심혈관계 질환이 있다면 탄수화물을 삼가라. 혈관을 막는 코르크마개는 포화지방이 아니라 탄수화물이다.

다음의 순서도가 실제일 수 있음을 기억하라!

과탄수화물 ➡ 과인슐린 생산 ➡ (심)혈관경화 ➡ 심장마비

6. '레일 변환기' 탄수화물

모체 오메가−6는 효소작용을 거쳐 항염작용이 뛰어난 에이코사노이드 1시리즈(프로스타그란딘1과 류코트리엔1)로 변환된다. 하지만 탄수화물을 많이 섭취해 잠자고 있던 델타−5 탈포화

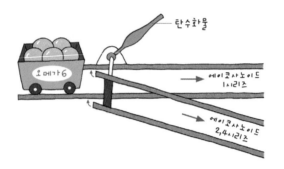

효소delta-5 desaturase라는 효소가 깨어나 활동하면 오메가-6는 온몸 구석구석을 염증 지역으로 만드는 골칫덩어리 에이코사노이드 2, 4시리즈프로스타그란딘2, 트롬복산2, 류코트리엔4로 변환된다. 이렇게 탄수화물은 용이 될 뻔한 모체 오메가-6를 이무기로 만든다.

탄수화물은 세포를 기분 좋게 만드는 1시리즈 선로로 진입하려던 모체 오메가-6를 2시리즈 선로로 몰고 가는 레일 변환기이다.

7. '수면제' 탄수화물

'몸이 천냥이면 간은 구백냥'이란 말은 옛말이라고 하기

엔 너무나 과학적이다. 간에서 해독이 어떻게 진행되는지를 알게 되면 간을 구백냥 쳐주는 것은 아까운 일이 아니다. 간은 젖산, 스테로이드 호르몬과 같은 내인성 위험물질과 살균제, 살충제, 화학약품 등 외인성 독성물질을 무독화하는 청소기관이다. 간은 이들 물질을 무독화하기 위해 2단계 효소 처리 공정을 가동하고 있다.

1단계는 P450 효소군이 담당하고 있다. P는 색소$_{pigment}$라는 뜻이며, 이 효소가 450나노미터 파장대의 빛을 가장 잘 흡수하기 때문에 붙여진 이름이다.

2단계는 1단계를 거쳐서 나온 대사물질에 글루크론산·글루코스·리보스·황산·인산·아미노산 등을 결합시키는 포합효소가 맡고 있다.

한 가지 안타까운 일은 P450 효소군을 통과한 물질은 해독 과정에 들어오기 전 물질보다 오히려 60배나 독성이 강한 물질인 에폭사이드$_{epoxide}$와 페록사이드$_{peroxide}$로 바뀐다는 사실이다.

원래 P450 효소군은 스테로이드 호르몬을 수용성으로 무독화하는 역할만을 맡고 있었다. 지용성인 스테로이드 호르몬은 해독 과정을 통해 수용성으로 바뀌지 않으면 몸에서 쉽게 배출되지 않기 때문이다. 하지만 지금의 인류는 P450 효소군을 통해 75,000가지가 훨씬 넘는 화학물질을 처리해야 한다.

천만다행인 것은 포합효소라는 안전장치가 60배나 높아진 독성을 무독화할 수 있다는 점이다. 문제는 두 번째 단계를 책임지고 있는 포합효소들이 탄수화물을 먹게 되면 꾸벅꾸벅 졸게 된다는 것이다. P450 효소군과 포합효소라는 두 마리 말이 같은 속도로 달려야 마차간가 목적지해독에

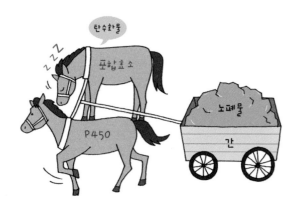

닿을 수 있을 텐데 한 쪽은 열심히 달리고 다른 쪽은 졸면서 달린다면 멍에가 벗겨지는 사고가 날 것이다.

탄수화물은 포합효소를 편히 잠들게 하는 수면제다.

8. '물 먹는 하마' 탄수화물

인체가 탄수화물 100그램을 처리하려면 300그램 가량의 물이 필요하다. 그래서 취침 전에 라면이나 과자를 먹고 잠든 날이면 새벽녘에 깨어 물을 마시느라 깊은 잠을 이룰 수가 없다. 하루 종일 배가 벙벙하니 축 처진 느낌이 든다면 백반 대신 닭가슴살이나 스테이크를 썰어보기를. 가벼워진 몸을 느낄 수 있을 것이다. 탄수화물은 몸을 무겁게 만드는 물 먹는 하마다.

9. '혈관 테러리스트' 탄수화물

초기 공산당이 구사했던 전술처럼 적은 양일 땐 양민의 모습이던 탄수화물은 양이 많아지면 체제 전복자로 변신한다. 탄수화물 양이 위험수위를 넘어서면 이를 진압하기 위해 췌장 베타세포 기지에서 발진한 인슐린이 탄수화물을 지방세포에 가두고 다른 한편에서는 LDL-CH low density lipoprotein cholesterol, 저밀도 지단백 콜레스테롤 생산을 부채질한다.

LDL-CH는 상처 입은 혈관을 땜질하는 응급 접착제로서 중요한 기능을 수행하지만 양이 많아져 활성산소의 공격을 받게 되거나, 고농도의 당분에 노출되어 당화glycation를 겪게 되면 시멘트처럼 굳어져 혈관을 막아버린다. 혈관을 막는

당화glycation vs 당화glycosylaion

glycation, glycosylation은 모두 당화로 번역된다. glycation은 당분포도당, 과당, 갈락토오스이 효소의 도움 없이 단백질 또는 지방과 결합하는 비효소 당화 반응을 말하는 것으로 몸에 해롭게 작용한다.

당뇨 환자의 혈액을 검사해 보면 당화헤모글로빈HbA1c수치가 높게 나타나는데 이것은 헤모글로빈이 고농도의 포도당과 오랜 시간 반응하면 헤모글로빈이 당화되기 때문이다.

이 수치를 통해 4주 전~3개월 전의 혈당 상태를 알 수 있다. 블랙박스를 통해 비행기록을 알 수 있듯이 당화헤모글로빈을 통해 당뇨 환자의 과거 혈당 동태를 추적할 수 있다.

반면 glycosylation은 효소가 관여하는 당화 반응으로 세포와 세포 간 통신을 위해 세포막에 설치되는 안테나를 만드는 데 필요한 반응이다.

세포는 glycosylation을 통해 당단백glycoprotein과 당지질glycolipid을 만들어 세포막에 설치해 놓고 서로 의사소통을 한다. 칼에 베었을 때 면역세포, 중성구가 감염 지역에 맨 먼저 출동할 수 있는 것도 glycosylation에 의해 만들어진 시아릴루이스 XSialyl Lewis X라는 당단백질로 된 더듬이가 염증 지역을 인식할 수 있기 때문이다.

glycosylation은 특정한 목적으로 세포 내에서 이루어지는 효소 반응이고, glycation은 무턱대고 이루어지는 세포 외 비효소 반응이다.

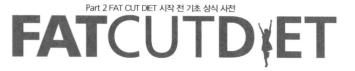

과정은 다음 순서로 진행된다.

활성산소나 당화로 LDL-CH 손상 ➡ 대식세포가 LDL-CH 과
식 ➡ 대식세포가 거품세포로 변형되어 불룩해짐 ➡ 과식으로
파열된 대식세포 잔해가 지방층 형성 ➡ 혈관에 끼는 찌꺼기인
플라그 형성 ➡ 혈관 폐쇄

10. '바닷물' 탄수화물

목이 마를 때 바닷물을 마시면 오히려 탈수 현상이 심해
져 더 많은 물을 찾게 되는 것처럼 배고픔을 탄수화물로 달
래면 더 많은 탄수화물을 찾게 된다. 탄수화물 식사는 더
많은 탄수화물을 탐닉케 하는 마중물 같은 역할을 한다. 인
슐린 수치가 급격히 상승한 후 급격히 하락할 때, 낮은 혈
당 수준이 시상하부 섭식 중추를 자극하여 식욕을 증가시
킨다.

그렇다면 탄수화물을 먹지 않아도 포도당이 만들어질까?

그렇다. 탄수화물을 전혀 먹지 않아도 지방이 당신생 과
정지방이 분해되면 지방산과 글리세롤로 나뉘는데 간에서 글리세롤을 포도당으로 전환한다을 통해
포도당을 공급한다. 단백질 또한 포도당으로 전환될 수는

있지만 같은 양의 포도당을 만들려면 지방보다 12배 많은 양을 먹어야 한다. 따라서 혈당 조절이라는 면에서 단백질은 안전핀이 가장 단단하게 조여진 영양소라고 할 수 있다.

우리 몸에서는 매 순간 참 신기한 일이 벌어지고 있다. 과학의 추진력은 그 이유를 규명하고 싶어 하는 호기심이며 그 혜택은 즐거움이다. 호기심을 가지고 과학 다이어트를 하면 몸과 마음이 다 같이 즐거워질 것이다.

얼마만큼의 탄수화물이 얼마만큼의 지방으로 변할까?

맛있는 탄수화물 100g은 공포의 지방 30g으로 변한다. 변환율은 3.3 : 1 이다.

변환율 계산 과정을 알아보자.

① 탄수화물 1g은 4kcal, 따라서 100g은 400kcal

② 탄수화물로 얻은 에너지의 30%는 열로 방출된다. 즉 탄수화물의 열효율은 70%이다. 탄수화물 100g으로 280kcal의 가용 열량을 얻을 수 있다(400kcal x 0.7 = 280kcal).

③ 지방은 1g당 9kcal의 열량을 낸다.

④ 400kcal x 0.7 ÷ 9(kcal/g) ≒ 31g(지방)

100g의 탄수화물은 즉시 사용되지 않으면 약 30g의 지방으로 곧바로 저장된다. 탄수화물은 패션 모델들이 옷 갈아입는 속도만큼이나 빠르게 지방으로 실루엣을 바꾼다. 우리 주위에 배둘레햄이 많은 이유가 바로 여기에 있다.

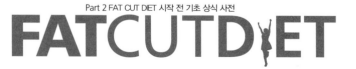

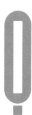

Diet **Q & A**

체중이 급격하게 늘었어요

체중이 급격하게 늘어났다는 것은 탄수화물을 과잉 섭취하였고, 근육운동을 하지 않았으며, 스트레스전신마취 수술 후에 폭비현상이 오기도 합니다를 많이 받았다는 증거입니다. 이 세 가지 요소는 혈중 인슐린을 높이는 데 1, 2등 선수들이지요. 인슐린은 지방세포에 지방을 가두는 행동대장이자 수비대장이며, 스트레스는 호르몬 분비 리듬을 가장 쉽게 무 뜨립니다.

시상하부-뇌하수체-부신으로 연결되는 스트레스 반응축이 스트레스로 요동치게 되면 인체는 마치 해일이 이는 바닷가나 다름없어집니다. 스트레스로 부신피질에서 코르티솔의 생산량이 급격히 많아지면 음성되먹임 기전negative feedback에 의해 시상하부에서 분비되는 식욕 제어 호르몬 CRHcorticotropin releasing hormone, 부신피질 자극 호르몬 방출 호르몬 양이 줄어들기 때문에 스트레스를 과도하게 받으면 식욕을 통제하기가 어려워집니다. 하지만 인슐린의 작용력에 비한다면 코르티솔과 CRH 간의 시소게임은 그리 큰 문제가 아닙니다. 항상 초점은 '고탄수화물이 고인슐린을 부른다'는 데 맞춰져 있어야만 합니다.

단백질에 대한
오해와 진실

다이어트에 관한 여러 가지 이론과 방법들이 지속적인 갈채를 받지 못하고 유행가처럼 뜨고 지기를 반복하는 이유는 과학적 근거가 희박한 이론 위에 간편성과 유행만을 앞세웠기 때문이다. 부실한 기초 위에 건물을 올리면 미약한 충격에도 쉽게 붕괴되는 것은 당연한 결과이다.

최근에는 단백질 식품 또는 완전식품이라 하여 콩을 소재로 한 원푸드 다이어트가 주목받고 있는데 원푸드 다이어트의 간편성 이면에는 안전성과 지속성 결여라는 문제점이 있다. 단백질 위주의 다이어트 식단이 일반화되어 가고 있지만, 막연한 우려를 거두지 못하는 사람들도 있다. 이런 의문점을 해결하면서 왜 동물성 단백질이 다이어트의 주된 영양 공급원이 되어야 하는지 살펴보자.

1. 단백질을 많이 먹으면 살이 찐다?

단백질은 몸에 저장되지도 배설되지도 않으며 지방으로 변하지도 않는다. 체중의 반을 차지하는 근육, 37조 개 세포마다 담고 있는 4천 가지 이상의 효소, 항체, 헤모글로빈, 이 모두를 단백질로 만들어야 하기 때문에 단백질을 다른 형태로 전환, 저장할 틈과 버릴 여유가 없어서이다. 오히려 지방 연소에 필수인 카르니틴이라는 아미노산은 단백질을 섭취해야 만들어진다. 단백질은 과체중과는 아무런 상관이 없다. 단백질 부족은 지방 연소 저하를 의미할 뿐이다.

2. 콩은 완전식품이다?

콩은 인체가 음식을 통해서만 공급받을 수 있는 필수아미노산 9가지를 모두 담고 있지는 않기 때문에 불완전 단백질 공급원이다. 비타민 B_{12} 또한 콩에서는 구할 수 없다.

비타민 B12가 부족하면 항상 식욕 스위치가 ON 상태에 놓이게 되어 다이어트는 언제나 힘든 게임이 된다.

3. 콩은 많이 먹을수록 좋다?

콩으로 인체가 필요로 하는 단백질 227그램을 공급하려면 하루 2,700그램 정도를 먹어야 한다. 이 정도라면 세끼로 나누어 먹는다 하더라도 황소 배만큼 부풀어오르게 될 것이고, 지속적으로 먹는다면 결국엔 당뇨병에 걸릴 것이다.

콩은 지방 20퍼센트, 단백질 40퍼센트, 탄수화물 35퍼센트로 구성되어 있는 만큼 단백질 공급원임과 동시에 탄수화물 대량 공급원이기도 하다. 따라서 당뇨 환자의 식단에 콩을 사용한 음식을 선정하고 안도하는 것은 희극일 수밖에 없다. 인도에 당뇨병이 만연하는 이유는 채식주의의 오류 때문이다.

또한 콩에는 헤마글루티닌, 트립신 저해제, 이소플라본 같은 반反영양소antinutritional factors가 들어 있기 때문에 대량 섭취는 자제해야 한다.

헤마글루티닌은 '적혈구 응집소' 역할을 하며 혈소판을 더 끈적거리게 만들어 혈액순환을 방해하며 동맥 폐쇄, 심장마비 원인자로 작용한다.

트립신 저해제는 단백질 분해를 억제, 단백질 이용률을 감소시키며 림프구 변환을 방해하여 면역 기능을 저하시키는 역할을 한다.

이소플라본은 여성 호르몬 에스트로겐과 비슷한 구조와 기능을 담당하는 콩 단백질로, 갑상선 호르몬 생성에 필수인 TPO라는 효소 작용을 방해하고 갑상선암 유발에 관여한다. 콩 100그램 정도라면 TPO 활성을 50퍼센트 저해할 수 있다. 대두분유로 키우는 아이가 하루 동안 콩을 통해 섭취하는 이소플라본의 양은 피임약 네 알에 들어 있는 에스트로겐 양과 맞먹는다.

이 밖에도 대두분유로 키운 아이는 모유로 자란 아이보다 당뇨병 유병률이 두 배나 높았고, 자가 면역성 갑상선 질환 이환율도 18퍼센트나 높게 나타났다. 우리가 콩을 수호천사로 인식하게 된 것은 콩의 일면만을 강조한 잘못된 교육과 '콩 상업주의' 때문이다.

4. 동물성 단백질을 과다섭취하면 골다공증에 걸린다?

골다공증은 칼슘 부족 때문이 아니라 콜라겐 단백질과 필수지방산으로 이루어진 골기질bone matrix의 밀도가 낮아져 생기는 질환이다. 즉, 골다공증은 단백질 부족증이다.

단백질은 칼슘을 빠져나가게 하는 것으로 알려져 있지만 사실은 그 반대다. 오히려 칼슘이 흡수되기 위해서는 단백질이 필요하며 칼슘 흡수도는 칼슘 결합 단백질의 양에 비한다. 콩에는 단백질 분해를 억제하는 트립신 저해제가 있어서 동물성 단백질에 비해 소화율이 50퍼센트 정도에 머물고계란은 100% 소화된다, 단위중량당 함량은 계란의 50퍼센트 수준이다. '동물성 단백질 100그램=콩 400그램'이 성립하는

황제 다이어트와 FAT CUT DIET의 차이점

다이어트 방법에 붙여진 이름이 무엇이든 탄수화물을 제한하지 않고 성공할 수 있는 다이어트는 존재하지 않는다. 두 가지 다이어트법의 공통점은 탄수화물 제한이다. 차이점은 황제 다이어트에는 FAT CUT DIET에서 중요한 기능을 담당하는 효소와 페어런트 필수지방산의 역할이 빠져 있다는 점이다. 단기간에 혁혁한 체지방 감량을 선물해주었던 황제 다이어트앳킨스 다이어트가 장기적으로는 실패하게 된 원인은 세포 생리 기능의 핵심적인 역할을 담당하는 PEOparent essential oil, 전구체 오메가-3와 6(12장 참조)의 의미를 놓쳤기 때문이다.

FATCUTDIET

것이다. 콩으로 단백질의 양을 채우려면 엄청나게 먹어야 한다는 얘기다. 그러므로 식물성 단백질에 의지하여 골기질의 밀도를 유지하기란 현실적으로 매우 힘든 일이다.

5. 단백질은 신장에 해롭다?

신장에 해로운 것은 고혈당이다. 오히려 아미노산의 한 종류인 글루타민은 단백질 대사 부산물인 암모니아를 제거해준다_{단백질은 아미노산과 암모니아로 분해된다.} 신장조직이 망가지게 되는 주된 병리적 원인은 고혈당으로 인한 당화 공격이다. 그래서 신부전 발생률이 가장 높은 질병이 당뇨병인 것이다.

6. 단백질을 많이 먹으면 혈액이 산성화된다?

혈중 단백질은 양성물질로 쉽게 수소이온을 내주거나 받아들이는 완충제 작용을 하여 혈액의 pH를 항상 일정한 상태_{pH 7.35-7.45}로 유지해주는 스펀지다.

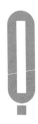

적게 먹고도 포만감을 주는 음식은 없나요?

신선한 단백질과 지방 위주의 식사를 한다면 식탐현상은 일어나지 않습니다. 단백질을 섭취하면 PYY라는 단백질이 분비되어 '식사 그만!' 명령을 내려주고, 지방식을 하게 되면 '콜레시스토키닌(지방식을 하고 20분쯤 지나 분비되므로 필자는 20분 호르몬이라 부릅니다)'이 분비되어 배부르니 그만 먹으라는 신호를 보내줍니다. 이렇게 FAT CUT DIET를 하면 알아서 식사를 멈추게 해주지요. 탄수화물에 대해서는 인체가 이러한 자동 브레이크 시스템을 마련해 놓지 않았기 때문에 탄수화물 식이는 인위적 조절의 번거로움과 이로 인한 강박관념에 시달리게 만듭니다. 곤약의 뿌리에서 나는 글루코만난 식이섬유는 수분을 자체 중량의 50~200배를 머금을 수 있기 때문에 적은 양으로 쉽게 포만감을 느끼게 해줍니다.

지방과
콜레스테롤에 대한 오해

우리 몸은 37조 개의 세포로 이루어졌다. 그리고 37조 개 세포의 세포막 50퍼센트가 지방이다. 해로운 것이라면 신은 결코 지방을 세포막의 주 구성재료로 선택하지 않았을 것이다. 인간이 만든 트랜스 지방_{식물성 기름을 쇼트닝이나 마가린으로 만들 때,} _{식용유를 고온으로 가열할 때 생긴다}이 저지른 만행이 오랫동안 지방의 소행인 것으로 왜곡되어 지방은 건강의 주적이라는 애꿎은 지탄을 받아 왔다. 이등병 한 사람이 일으킨 문제로 내무반 전체가 얼차려를 받는 일이 영양학에서 벌어지고 있었던 셈이다.

'자연이 만든 지방' 대신 '인간이 만든 지방'에 탐닉한 결과 너무나 많은 현대인들이 비만과 피로에서 헤어나지 못하고 있다. 문제의 본질은 지방이 아니라 지방의 형태인 것이다.

이 챕터를 읽고 나면 지방에 대한 오해를 떨치고 그동안 의약 전문가와 다이어터들의 블랙리스트에 올라 식탁 밖으로 떠밀려 나와 있던 지방을 다이어트 식탁의 중앙으로 초대하여 요요 없는 '맛있고 재미있는 다이어트'를 즐기게 될 것이다. 또한 콜레스테롤은 해로우니 고기는 삼가라는 위협에서 벗어나 행복한 식도락을 누리게 될 것이다.

1. 지방은 동맥경화를 일으킨다?

1994년 영국의 유명한 의학 저널 『란셋』에서 다음과 같이 보고한 바 있다.

"동맥에 끼인 플라그찌꺼기의 구성 성분은 열 가지가 넘었지만 거기에 포화지방은 없었다."

그동안 들어왔던 전문가의 말과는 다르게 플라그를 이루는 주성분은 포화지방이 아닌 식료품점 식용유 코너에서 쉽게 구할 수 있는 '변질된 오메가-6'로 밝혀졌다.

채집 당시에는 몸에 좋던 필수지방산이 가공 처리 과정을 거치면서 변질된 후, 병에 갇혀 슈퍼마켓 선반 위에 줄 맞춰 있는 것이 식용유다. 가공 처리라는 혹독한 고문을 겪고 난 식용유는 오랫동안 부패되지 않고 고온에서도 끄떡없이 견딜 수 있는 불사조가 된다.

2. 지방을 많이 먹으면 암에 걸린다?

『미국의사협회지』에 발표된 연구보고서는 지방 섭취량을 낮추는 것은 유방암 발생 위험률 저하와 아무 관련이 없다고 밝혔다. 즉, 가공 처리되지 않은 형태의 지방은 유방암 발생과 상관이 없다는 뜻이다. 2006년 2월 8일자 『미국의사협회지』에서는 저지방 다이어트가 암 발생 위험성을 낮추지 못한다고 다시 한 번 확인하고 있다. 자연 상태의 지방이라면 그것이 포화지방이든 불포화지방이든 암 발생률은 증가하지 않는다.

3. 콜레스테롤 수치가 높으면 심장병에 잘 걸린다?

심장병을 앓고 있는 1,700명을 분석한 결과 콜레스테롤 수치가 250 이하인 환자들이 300~400 범위의 환자들보다 더 많이 심장 관련 질환을 앓고 있었다. 이렇듯 심장병과 콜레스테롤 수치와는 아무 상관이 없다.

4. 콜레스테롤이 많은 음식을 먹으면 LDL 콜레스테롤 수치가 높아진다?

식사를 통해 콜레스테롤 섭취량을 하루 319밀리그램에서 941밀리그램약 300% 증가으로 늘려도 LDL 콜레스테롤 혈중 농도는 단지 6퍼센트 정도 상승할 뿐이다.

또한 식단의 90퍼센트를 지방으로 채운다 해도 오히려 콜레스테롤 수치는 떨어질 것이다. 지방은 콜레스테롤 생산 효소를 자극하는 인슐린을 분비시키지 않기 때문이다. 그동안 소고기 전골, 삼겹살 수육, 계란찜을 두려움으로 대했다면 앞으로는 마음껏 즐기자. 다이어트는 즐기는 것이지 면벽수도가 아니다.

지방을 죄인 취급했듯이 우리는 아무 잘못 없는 LDL 콜레스테롤 또한 나쁜 콜레스테롤이라며 백안시해 왔다. LDL 콜레스테롤은 중요한 세포막 구성 성분인 PEOparent essential oil, 대사되지 않은 불포화 필수지방산를 37조 개 세포에 실어 나르는 고단한

FATCUTD♦ET

일을 콩쥐처럼 묵묵히 하고 있었을 뿐이다.

5. LDL 콜레스테롤은 PEO와 화학적으로 결합되어 있지 않다?

의뢰인이 맡긴 물건은 무엇이든 약속 장소까지 배달해 준다는 내용의 〈트랜스포터〉라는 액션영화에서 휴게소에 들른 사이 의뢰인이 맡긴 폭탄이 터지는 바람에 운반 차량이 전소되고 주인공 제이슨 스태덤은 가까스로 죽음을 모면하는 장면이 나온다.

트렁크에 폭탄을 싣지 않았더라면 폭발 사고는 일어나지 않았을 것이다. 위험물은 운반 차량이 아닌 폭탄인 것처럼 LDL 콜레스테롤은 단지 PEO를 실어 나르는 운반 트럭일 뿐이고, 변질된 PEO가 바로 트렁크에 실려 있던 폭탄인 것이다.

LDL 콜레스테롤은 의뢰인이 삼킨 PEO가 변질되었는지 신선한지 아무것도 묻지 않고 세포 구석구석으로 실어 나르는 역할만을 충실히 수행할 따름이다.

LDL 콜레스테롤은 의뢰인이 변질된 PEO를 삼키면 독극물 운반 차량이 되고, 신선한 PEO를 삼키면 앰뷸런스가 되는 것이다.

6. 총 콜레스테롤 수치가 중요하다?

중요한 것은 총량이 아니라 콜레스테롤의 구조이다. 우리는 마치 콜레스테롤 수치만 낮추면 심혈관 질환이 당장에라도 사라질 것처럼 콜레스테롤 몰아내기에 엄청난 비용과 노력을 쏟아붓는다. 그러나, 암 퇴치 프로젝트가 암 환자의 증가를 막지 못했듯이 심장마비 환자는 꾸준히 증가하고 있다.

우리는 슈퍼마켓에서 사온 식용유로 늘 무언가를 열심히 볶고 지지고 튀겨 먹고 있다. 이미 식용유를 만드는 과정에서 충분히 변성된 PEO를 또다시 고온으로 인두질하는 것이다. 더 이상 변성의 여지도 없게 망가진 이 PEO를 LDL 콜레스테롤이 싣고 혈관을 떠돌면서 혈관은 점점 막히게 된다. 이것이 심장내과가 붐비고 있는 이유다. 육류를 삼가는 산사의 스님이 심혈관 질환을 앓는 수수께끼 같은 일이 벌어지고 있는 이유도 마찬가지다. LDL 콜레스테롤은 온갖 건강상의 문제를 일으키는 골칫덩어리로 비난받아 왔지만 정작 진범은 변성된 식용유다.

7. 몸에는 콜레스테롤 센서가 있다?

나트륨, 칼슘, 포도당과는 달리 콜레스테롤 수치를 모니

터링하는 센서는 우리 몸에 존재하지 않는다. 무기질과 혈당은 아주 미세한 농도 차이로도 인체 항상성에 큰 영향을 미치기 때문에 예민한 센서가 필요하지만, 콜레스테롤은 혈중농도가 요동치더라도 우리 몸에 응급 상황이 발생하지 않기 때문에 감시 안테나가 필요하지 않다. 인체는 필요에 의해서만 센서를 작동시킨다. 콜레스테롤이 문제가 아니라 그것이 나르는 물질이 무엇인지가 문제다.

8. 콜레스테롤 저하제는 효과적이다?

『미국의사협회지』는 콜레스테롤 저하제가 심장병 예방에 그다지 효과적이지 못하다고 발표한 바 있다.

1993년 영국 리즈대학의 임상결과 보고에 따르면, 심장병 발생률에 있어서 콜레스테롤 저하제 복용 그룹과 비복용 그룹 간에 차이가 없었으며 오히려 복용 그룹에서 더 많은 건강상의 문제점이 발생했다고 한다.

9. 저탄수화물 식사를 하면 케톤체가 많이 생겨 케토시스케토산 혈증가 발생한다?

케톤체는 지방이 연소될 때 생기는 우리 몸의 중요한 에너지원이므로 케톤체 생성은 건강한 생리작용의 결과다. 저탄수화물 식이로 지방이 다량 연소된 결과 케톤체가 과잉으로 발생하여 케토시스_{지방의 불완전 연소에 의해 생성된 케톤체로 인한 혈액 산성화 현상}로 이어질 가능성은 제1형 당뇨 환자나 대사장애 환자에게만 해당하는 일이다. 고지방, 고단백질 식사는 거의 케토시스를 일으키지 않는다.

케토시스에 대한 공포는 동화 속 이야기를 방금 베이루트에서 일어난 시가전처럼 보도한 탓이다.

10. 지방을 먹으면 살이 찐다?

절대로 아니다. 지방은 지방 저장에 필요한 인슐린 반응을 일으키지 않는다. 지방 저장 호르몬인 인슐린 반응을 일으키는 것은 탄수화물뿐이다.

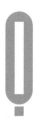

술자리가 많고 식사시간이
불규칙한 직장인의 다이어트 요령은?

많은 사람들이 잘못된 다이어트 이론 때문에 다이어트에 실패하고 있지만 올바른 다이어트 방법을 알고 있다 하더라도 회식 문화 속에서 소기의 목적을 달성하기란 쉽지 않습니다.

술자리 대부분이 굽고 볶고 튀긴 육류 안주_{샤부샤부나 수육 형태의 안주는 아무 문제가 없습니다}와 탄수화물 식사가 동시에 제공되는 공간에서 이루어지기 때문이지요. 생선회를 먹는 회식자리라면 화식의 폐해를 염려할 필요는 없겠습니다.

알코올은 1ml당 약 7kcal의 열량을 내므로 회식자리에서 25도 _{전체 부피에서 알코올이 차지하는 부피가 25%} 소주 두 잔_{100ml}을 마셨다면 약 140kcal_{100ml×0.25×7kcal/ml×0.85, 15% 정도는 소변이나 호흡으로 배출되므로 대사에 편입되는 비율은 85%}를, 한 병_{355ml}을 마셨다면 백반 한 끼에 해당하는 약 500kcal를 섭취한 셈이 됩니다. 마신 술의 열량만큼 지방 연소량이 줄어드니 체지방 감량이 더뎌지게 되겠지요.

술은 만만치 않은 열량 때문에 다이어트의 장애물이 될 뿐만 아니라 대사 과정을 통해 간에 중성지방으로 쌓여 지방간의 원인이 되므로 반복적인 음주는 삼가야 하겠습니다.

숙취로 생긴 두통에 아스피린이나 타이레놀을 복용하면 알코올 해독 속도가 느려져 그만큼 간세포 손상 정도가 커지므로 술과 진통제를 자주 만나게 해서는 안 됩니다.

큰 둑이 무너지는 것은 눈에 보이지 않는 작은 균열 때문입니다. 불규칙한 식사 자체가 다이어트를 어렵게 하는 요인은 아닙니다. 식사시간이 지나 배가 고플 때 비만화의 지름길인 가공 탄수화물이나 정크푸드를 제한 없이 섭취하게 된다는 것이 문제이지요.

문제는
엔트로피!

'왜 나이가 들면 병에 걸릴까?'는 '왜 나이가 들면 죽게 되는가?' 다음으로 인류가 품은 가장 큰 불만일 것이다.

죽음에 대한 불만을 설명하기 위해 가장 일반적으로 통용되고 있는 이론이 유전자 프로그램설이다. 세포가 영생하지 못하도록 텔로미어라는 무한 복제 방지용 스티커가 유전자에 부착되어 있다는 것이다. 마치 음반 제작자가 상업용 CD를 무단 복제하지 못하도록 잠금 장치를 걸어놓는 것처럼 말이다.

인류의 첫 번째 불만은 신의 영역이므로 어떠한 방법으로도 해결책을 제시할 수 없을 것 같다. 하지만 두 번째 불만에 대해서는 충분한 해결책을 제시할 수 있다. 첫 번째 불만과는 달리 많은 부분이 인간의 영역이기 때문이다.

나이가 들면 하나둘 질병이 찾아오고 고령이 되면 노환이라는 병명으로 숨을 거두므로 나이와 질병 사이에 뚜렷한 상관관계가 존재하고 있음은 분명하다. 그렇지만 나이와 질병의 관계성을 조절할 수 있는 통제권 또한 각 개인에게 주어져 있다.

그 통제권을 쉽게 발휘하기 위해 알아두면 매우 편리한 개념이 있다. '엔트로피'라는 것이다. 엔트로피란 '무질서도'를 의미하는데, 인체에 국한하여 표현하자면 '인체 오염도'라고 할 수 있다.

엔트로피 값이 높다는 것은 오염도가 증가했다는 의미다. 인간의 생명활동 시간이 길어질수록 엔트로피 값은 증가한다. 생명을 유지하기 위해 신진대사가 일어나면서 필연적으로 대사산물인 노폐물이 몸 안에 쌓이기 때문이다. 그 쌓인 결과 값이 26,000가지 이상의 질병 타이틀이다.

'나이=질병'이 아니라 '엔트로피 증가=질병'이다. 이 점을 알아두면 질병에 대한 경각심과 예방 의식을 높이게 될 것이다.

다이어트 또한 이 엔트로피 값을 낮추는 과정을 밟지 않고서는 절대 성공할 수 없다. 엔트로피 값을 낮추는 작업을 해독detoxification이라고 한다. 다이어트는 해독을 전제로 한다. 엔트로피 값이 낮아지면, 즉 세포의 기능이 정상화되면 지방세포가 비정상적으로 담고 있던 과량의 지방도 줄어들게 된다.

1985년 개발된 테트리스라는 게임이 있다. 화면 위에서 떨어지는 일곱 가지 블록으로 틈이 없는 구조물을 만드는 게임이다. 초반에는 블록이 천천히 떨어지다가 중반을 넘어서면 속도가 점점 빨라져 진땀을 흘리게 하다가, 결국 화면에 블록이 꽉 들어차면 '게임 오버'라는 문구가 허망하게 화면을 메워버리는, 극심한 딸꾹질도 멈추게 할 만한 교감 신경 자극 프로그램이다.

유아 · 청소년기를 지나 장년기, 노년기를 거치는 인생살이는 테트리스와 유사하다. 테트리스가 초반에는 여유 있게 진행하다가 후반으로 갈수록 블록의 낙하 속도가 빨라

지듯이 장년, 노년기에 접어들면 노폐물과 영양 불균형에 의해 효소 활성도가 떨어지면서 엔트로피 값이 급격히 증가하고 질병 제어 능력은 급감하게 된다.

질병이 우리의 삶을 제한하지 못하도록 엔트로피 값을 낮추는 방법을 알아보자. 해독을 잘하기 위한 우선순위라 이해하면 되겠다.

가장 손쉽게 엔트로피 값을 낮출 수 있는 첫 번째 방법은 충분한 산소 공급이다. 개천이 오염되어 있을 때 공기방울

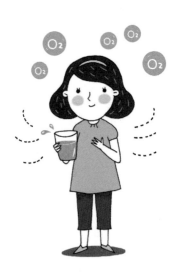

FATCUTDIET

을 불어넣으면 개울물이 깨끗해지듯이 좋은 공기를 마시는 것은 가장 신속히 엔트로피 값을 낮출 수 있는 비책이다.

두 번째 방법은 좋은 물을 마시는 것이다. 인류가 확보한 가장 뛰어난 용매는 물이다. 비가 오고 나면 대기와 대지 모두가 맑고 싱그러워지지 않는가!

좋은 물이란 용존산소가 풍부하고 육각화된, 알카리성을 띠는 물을 말한다.

좋은 물은 산소를 공급하면서 동시에 에너지 레벨을 올리고 해독 과정에서 생긴 노폐물을 소변과 땀으로 배출할 수 있는 만능 액체다.

세 번째는 긍정적인 마음가짐이다. 부정적인 마음은 스트레스에 대처하는 능력을 떨어뜨린다. 스트레스는 너무도 많이, 너무나 빨리 세포막과 유전자에 상처를 내는 활성산소를 발생시킨다. 활성산소의 공격으로 세포에 염증이 일어나면 엔트로피 값이 급격히 올라간다. 산소는 이렇게 우리 몸에 '지킬 박사와 하이드 씨'처럼 병으로도 약으로도 작용한다.

충분한 산소, 좋은 물, 긍정적인 마음가짐은 다시 하나로 수렴된다. 바로 인체 생명현상 모두를 주관하는 효소다. 생명 유지란 동화작용과 이화작용, 즉 재생과 분해가 끊임없이 일어나고 있다는 뜻인데 이 모든 동화, 이화작용을 담당하는 것이 효소다. 그래서 세포가 이해하는 죽음이란 '효소 기능의 정지'라고 말할 수 있다.

효소는 세포 교정 작업을 전담하고 있으므로 지방세포의 지방 저장률을 정상화하는 일, 즉 비만을 해결하는 것 또한 효소에 달려 있다.

인체의 질병은 인체의 무질서도, 곧 엔트로피 값의 상승에 달려 있음을 알게 되면 누구나 수많은 질병에 대한 근원적 해법을 터득하게 될 것이다.

엔트로피가 극한에 달했을 때 생기는 질환이 암이다. 암세포란 정상 분열 횟수를 초과하는 세포를 말한다. 암세포의 출발점은 비정상세포가 아닌 정상세포다. 엔트로피 값이 높아지면서 비정상세포가 양산되고, 엔트로피 값이 임계치를 넘어 비가역지점에 도달하면 악성 비정상세포 즉, 암세포가 출현하는 것이다.

암세포의 출발은 정상세포지만 암세포와 정상세포는 생리학적 관점에서 모든 면이 다르다. 정상세포는 산소를 좋아하지만 암세포는 산소를 싫어한다. 정상세포는 정상체온에서 활성화되지만 암세포는 저체온일 때 활성화된다.

그런 맥락에서 무산소운동은 그만큼 근육세포의 엔트로피 값을 높여주는 일이기 때문에 오래 지속하는 것은 자제해야 한다. 따라서 다이어트 초기에 근육량을 늘리기 위해서 무산소운동을 할 때에는 피로 회복을 위해 충분한 휴식 시간을 확보해야 하며, 근육량이 불어났을 때는 무산소운동의 비율을 줄이고 유산소운동 비율을 늘리는 것이 현명하다.

혈액 검사에 이상이 있다는 것은 비정상적으로 많은 양의 단백질이 검출되었음을 의미한다. 과도한 정신적 스트레스, 유해물질에 의한 화학적 스트레스로 엔트로피 값이 높아지면 유전자 제어 기능이 손상되어 특정 효소나 단백질을 비정상적으로 많이 만들어내는 것이다.

긍정적인 마음으로 좋은 사람들과 좋은 곳에서 좋은 공기와 물을 마시며 좋은 음식을 함께하는 것은 효소를 최상의 컨디션으로 올려놓는 가장 강력한 다이어트 방법이다.

부기가 살이 된다?

부기를 효과적으로 빼는 법

부기가 살이 된다는 말은 항상 부종 상태에 머물러 있어서 그것
이 마치 고정된 체중처럼 느껴지기 때문입니다. 부종은 정수압
_{물의 무게에 의한 압력}과 삼투압_{혈관과 조직간 용액의 농도차} 간의 균형이 깨져서 일
어납니다. 간, 심장, 신장 질환인 경우가 아니라면 부종은 흔히
다음과 같은 경우에 발생합니다.

① 간의 해독 기능 저하로 생긴 염증 유발 물질이 모세혈관 투
   과성을 높여 모세혈관에서 조직으로 수분과 알부민, 혈장 성
   분이 다량으로 빠져나갈 때

② 피로로 젖산이 누적되어 림프관 주변 근육이 딱딱해져 림프
   관을 압박, 림프관 경로가 좁아지면서 혈관에서 빠져나온 수
   분이 림프관으로 유입되지 못할 때.

①, ② 모두 신체의 엔트로피 값이 높아졌을 때 발생하므로
FAT CUT DIET를 통해 엔트로피 값을 낮추어주면 부종도 쉽게
사라집니다.

10

물!
성공 다이어트의 숨은 공신

노화를 일으키는 것은 시간이다. 시간의 작용력은 모든 물리법칙을 지배한다. 시간은 사무치는 겨울을 열하의 날씨로 만드는 힘이며, 우주를 점점 비대하게 만드는 힘의 원천이기도 하다.

시간에 이은 노화의 나머지 변수로는 수면 부족, 산소 부족, 물 부족, 스트레스=활성산소가 있다. 이들은 노화의 조역인 동시에 각종 질병의 가장 강력한 발병 원인자로 작용한다.

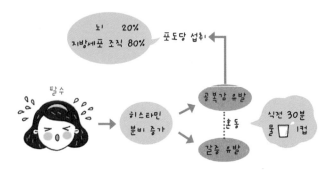

위의 그림은 물을 적게 마셨을 때, 우리 몸에서 일어나는 생리 반응을 간단히 그려본 것이다.

수분 섭취량이 줄면 물을 저장하기 위한 기전이 작동하게 되어 소동맥이나 모세혈관을 확장시키는 작용을 하는 히스타민이 분비된다.

히스타민은 혈관에 틈을 내서 혈관의 물을 조직세포 쪽으로 이동시키는 역할을 한다. 수문을 여는 키라고 할 수 있다. 히스타민 분비가 일어날 때 갈증을 느끼게 되는데 문제는 이와 동시에 공복감이 찾아온다는 것이다.

갈증과 동시에 공복감을 느끼게 되는 것은 물을 충분히 공급받을 수 없는 경우, 음식으로라도 필요한 물을 공급받기 위한 인체의 자구적 조치이다 구운 고기에도 약 30%의 수분이 들어 있다.

수분 부족으로 공복감이 느껴졌을 때의 문제는 도넛이나 포테이토칩 같은 인스턴트 음식 즉, 탄수화물을 고온에서 기름으로 가공한 것에 손이 가기 쉽다는 점이다.

탄수화물은 지방 저장 호르몬인 인슐린 분비를 유도하고 인슐린은 뇌와 조직세포에서 사용하고 남은 포도당을 지방으로 저장한다. 또한 고온으로 가열한 지방이 세포막을 뒤덮게 되면 세포로 공급되어야 할 산소가 차단되어 신진대사가 떨어지는 문제점이 발생한다.

갈증과 공복감을 구별하는 가장 좋은 방법은 공복감을 느낄 때 물 한 컵을 마셔보는 것이다. 그래서 공복감이 해결되었다면 그 공복감은 허위 신호인 것이고, 물을 마신 후에도 똑같은 정도로 배가 고프다고 느끼면 음식 섭취가 필요한 때이다. 그때 단백질, 지방 위주의 음식을 섭취하면 FAT DOWN 모드를 유지하는 데 아무런 문제도 생기지 않는다.

하루에 물은 얼마나 마셔야 할까?

체중 1kg당 33cc를 마신다. 체중이 60kg인 성인이라면 하루 약 2L(33cc x 60kg ≒ 2L)를 마셔야 한다. 흔히 하루 2L를 마셔야 한다고 말하는 것은 표준체중 60kg인 사람을 기준으로 한 수치이다.

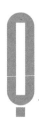

다이어트에 특별히 좋은 물이 있나요?

몸에 좋은 물이라면 다이어트에도 좋겠지요. 몸에 좋은 물이란 세포 내로 흡수가 잘 되며 용존산소량이 많은 물입니다. 물은 산소 공급량을 늘려주고 세포막을 통과하면서 수력발전을 일으키기 때문에 더 많은 에너지를 생산할 수 있게 해줍니다. 즉 물만으로도 어느 정도 에너지를 얻을 수 있다는 얘기입니다. 이 일을 가장 잘할 수 있는 물이 미네랄이 풍부한 '알칼리성 육각수'입니다. 알칼리성 육각수를 만드는 기기를 사용해도 되지만 수돗물을 자연여과식 방법으로 정수한 물을 차게 하면 '용존산소가 풍부한 알칼리성 육각수'가 됩니다.

효소,
모든 질병의 통제본부

효소의 도움이 없다면 간의 크기가 향유고래만 해지더라도 도넛 하나를 대사하기 위한 생화학 반응도 진행할 수 없을 것이다.

1946년 어느 날 미국 펜실베이니아의 가로등이 깜박이다 가 갑자기 희미해졌다. '20세기 알라딘의 요술램프', 인류 최초의 컴퓨터로 알려진 에니악ENIAC이 기지개를 펴고 있었 기 때문이었다. 『타임』지는 "백 명의 전문가가 1년 걸려 풀 문제를 2시간에 풀었다"며 기적의 현장을 전했다.

그러나 길이 30미터, 중량 30톤이나 되는 공룡 컴퓨터가 누워 있기 위해 가로 9미터, 세로 15미터의 방이 필요했고, 1만 8,800개의 진공관에 불을 지피기 위해 150킬로와트의 전력을 삼켜댔다.

지금은 그런 에니악보다 만 배나 가볍고 5천 배나 빠른 노트북을 500달러면 살 수 있다. 이것을 가능케 해준 것이 '프로세서processor'의 힘이다. 이 프로세서 덕분에 초식공룡만하던 컴퓨터가 이제는 B5용지 크기로 줄어들었다.

인체는 효소라는 프로세서 덕분에 축구장만한 공장을 차려도 할 수 없는 생리 기능을 '몸무게 0.06톤, 혈액 5리터, 일일 섭취 열량 2,000칼로리'의 물리량으로도 완벽하게 수행해 낼 수 있게 되었다.

효소의 대사 수행 능력이 발휘되고 있는 곳 중의 하나가 지방세포다. 미국 터프츠대학의 데이비드 갈톤 박사가 몸무게 104~109킬로그램인 11명을 검사한 결과 지방세포에서 지방 분해효소 리파아제 결핍이 발견되었던 사례를 봐도 알 수 있듯이, 지방세포가 지방을 가두어두는 과정과 지방을 지방산으로 분해, 방면하는 과정 모두 효소가 작동하지 않고서는 한 발짝도 진행될 수 없다.

우리 몸에서는 1초당 500만 개의 세포가 새로이 생겨나고, 1초 동안 세포 하나가 30억 개의 물 분자를 이동시킨다. 또한 신장은 하루 180리터의 물을 재흡수하고, 심장은 3.5밀리볼트의 전압으로 하루 동안 8,000리터의 혈액을 몸 전체로 보낸다. 이러한 생명현상이 유지되기 위해서 인체의 37조 개 세포가 저마다 1초당 6조 번의 생화학 반응을 치러야 한다. 그 모든 일의 중심에 효소가 있다.

한 개 세포에서만도 1초 동안 6조 번의 생화학 반응을 소음 없이 처리해 내는 효소 시스템과 1,400그램에 불과한 뇌의 신경세포 140억 개가 펼치는 정보 처리 능력은 정교함의 극치라고 할 수 있다. 효소는 반나절이면 우리가 먹은 샌드위치를 전자현미경으로나 볼 수 있는 1억분의 1밀리미터라는 극히 미세한 물질로 쪼갤 수 있다. 효소는 정교함과 신비감이란 매력으로 생명현상을 주도하는 총아다.

현대인이 D라인에서 S라인 몸매로 변신하기 힘든 두 번째 이유는 변질된 기름, 효소가 사라진 음식을 먹는 데 있다. 효소는 섭씨 43도를 넘어서면 활성이 떨어진다. 그런데 현대인들은 200도가 넘는 조리온도로 음식을 굽고 튀기고 볶는다. 효소가 완전히 사라진 음식을 먹고 있는 셈이다.

　그래서 우리 몸은 소화효소까지도 자체 생산하여 사용해야 하는데 음식물 소화에 효소 생산 능력이 집중되다 보면 다른 기능에 필요한 효소는 공급 부족 상태를 맞게 된다. 흔히 병원 검사로는 이상이 없는데 늘 아프고 피곤하다고 호소하는 경우가 있다. 그 까닭은 적재적소에서 활동해야 할 효소가 부족하여 신진대사가 원활히 진행되지 못하기 때문이다.

　효소는 비타민, 미네랄과 같은 미소 영양소minor nutrients의 도움으로 탄수화물, 지방, 단백질과 같은 주 영양소major nutrients를 재료 삼아 활동하는 동안에는 주로 이화작용을, 수면 중에는 주로 동화작용을 일으키는 신진대사를 통해 인체의 항상성을 유지하고 있다.

　효소가 노조를 결성, 파업을 감행한다면 단 1초 만에 인체는 마치 전원이 끊긴 컴퓨터의 까만 모니터처럼 모든 기능이 사라져버리게 될 것이다.

　현대인의 질병이 3만 6천여 가지가 된 이유는 체내에 축

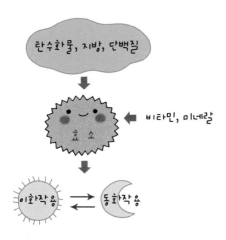

탄수화물, 지방, 단백질

비타민, 미네랄

효소

이화작용 → 동화작용

적된 독성물질이 급격히 늘어났기 때문이다. 1세기 전에는 한 번도 인간에게 노출되지 않았던 독성물질이 지금은 7만 5천 가지가 넘고, 한 해 약 30만 톤이 넘는 오염물질이 대기 중으로 뿜어져 올라오고 있다. 인체에 유입된 이들 독소 모두가 효소가 하는 일을 훼방하고 있다.

면역 시스템 오류로 자기 몸의 조직을 공격하는 자가면역 질환류머티즘. 루프스 등과 같은 희귀 질환과 암이 창궐하기 시작한 것은 대략 생수를 사서 마시기 시작한 시점 이후다. 우물물을 길어 먹고 밭이랑에서 무를 뽑아 소매에 쓰윽 닦아

먹던 그 시절 필자가 다니는 시골 학교에는 손톱에는 때가 까맣고 까치머리를 하고 다니는 아이는 많았지만 아토피 환자는 한 명도 없었다. 효소가 누구의 방해도 받지 않고 마음껏 맡은 일을 할 수 있었던 환경이었기 때문이다.

성공 다이어트의 열쇠 – 효소 시스템 정상화

어떠한 신물질과 방법이 동원된다 해도 효소 시스템의 정교함에 손상을 준다면 성공 다이어트는 애당초 기대할 수 없는 동화 속 이야기일 뿐이다. 성공 다이어트의 모든 원칙은 효소 시스템 정상화라는 목표 안에서 이루어져야만 한다.

효소 시스템을 정상화하려면 첫째, 인체 오염도를 낮추어야 하며 둘째, 국한된 기능에 특정 효소가 과소비되지 않도록 주의해야 한다.

이 두 가지를 동시에 이루려면 효소가 풍부한 음식이나 기능성 효소 제품을 먹어야 한다. 효소가 풍부한 음식으로 신진대사를 원활히 하는 것은 건강보험을 드는 일과 같다. 효소가 풍부한 음식을 먹음으로써 소화 흡수에 필요한 효소를 자체 생산하지 않아도 되기 때문에 다른 생리 기능이나 세포 복구에 필요한 효소 생산에 그 여력을 전용할 수 있다.

　우리는 알게 모르게 인체 오염도를 증가시키는 일을 일상적으로 하고 있다. 평소에 들이마실 수밖에 없는 자동차의 매연에는 강력한 발암물질인 벤조피렌이 들어 있고, 담배에 4천종이 넘는 화학 성분이 들어 있다는 것은 누구나

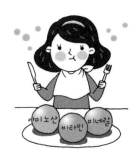

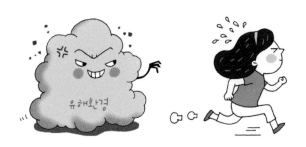

아는 사실이다. 차아염소산염으로 소독한 수영장 물에 몸을 담그고 있으면 피부를 통해 다량의 염소 성분이 몸에 침투하고, 치약에 들어 있는 계면활성제는 양치할 때 구강 점막을 통해 전신으로 흡수된다. 또한 미용실에서 숨을 쉴 때 에어로솔 제품의 유해 성분이 몸에 축적되어 호흡기 점막에 염증을 일으키며, 간식으로 가볍게 먹는 라면조차도 안심할 수 없다. 우리 주변에는 이렇게 엔트로피 값을 높여 효소 시스템을 교란하는 외부 요소들이 진을 치고 있다.

특히 도시인들은 유해 환경 노출 빈도가 높기 때문에 엔트로피 값을 떨어뜨리기가 쉽지 않다. 그러니 청정 지역에 비해 질병 이환율이 높고 치유 속도도 느릴 수밖에 없다.

엔트로피 값이 높아졌을 때, 즉시 해결할 수 있는 방비를 단단히 마련해 놓지 못한다면 '사물이 보이는 것보다 가까이 있다'고 쓰여 있는 자동차 사이드미러의 경고문처럼 생각보다 빠른 속도로 '인체 항상성 유지 실패' 즉, 질병이 가까워질 수밖에 없다. 따라서 효소 시스템을 정상화하기 위해서는 아미노산, 비타민, 미네랄을 충분히 섭취하고 정갈한 음식을 먹어 장을 항상 깨끗이 하며 효소가 풍부한 채소와 효소 제제를 먹어야 한다. 그러나 무엇보다 엔트로피 값을 높이는 일로부터 도망치는 것, 즉 삼십육계가 최고다.

인체 내 효소의 종류는 무려 4만여 가지로 추산된다_{그중에 이름을 가지고 있는 것은 고작 3천 개 정도다}. 그 수많은 효소가 5리터의 혈액에 의존해서 만들어지고 있다. 효소뿐만 아니라 인체 생명 유지에 필요한 모든 요소의 생산 라인이 5리터의 혈액이 머물고 있는 혈관에 젖줄을 대고 있다. 따라서 인체가 만드는 효소의 총량은 일정할 수밖에 없다.

해군력 증강을 위해 항공모함을 구입했다면 탱크와 전투기 구매 예산은 줄어들 수밖에 없다. 같은 원리로 3대 영양소인 탄수화물, 지방, 단백질을 소화해 내기 위해 막대한 양의 소화효소를 만들어야 한다면, 소화 이외의 흡수, 분포, 대사, 배설에 필요한 효소의 절대량이 부족해지는 것은 당연하다.

효소는 43도가 넘으면 맥을 못 추기 때문에 고열을 아주 싫어한다. 음식을 굽고 튀기고 볶는다면 그 안에 들어 있던 효소가 중화상을 입어 활동할 수 없게 되고, 인체는 소화효소를 손수 만드느라 다른 일을 돌볼 겨를이 없어진다. 돌보지 못하는 곳에서 질병은 싹트게 된다.

현대인이 앓고 있는 질병이 3만 6천여 가지나 된다는 사실은 그리 놀라운 일만은 아니다. 4만여 가지나 되는 효소마다 제각각 결함이 발생한다면, 단순히 그것만으로도 병의 종류는 4만 가지가 넘을 것이고 효소 간의 바통 터치가 잘못 이루어지는 경우를 상정한다면 질병의 가짓수는 극한 값을 향할 것이다.

질병을 통제하는 모든 권한은 효소 시스템이 쥐고 있다. 따라서 효소 시스템의 궤도 이탈을 방지하기 위해 우리가 할 수 있는 기본이자 최선은 끓이지 않은 된장, 김치, 청국장 같은 발효 음식과 과일, 채소, 버섯, 해조류 등을 발효시켜 만든 효소식을 생활화하는 것이다.

FATCUTDIET

고기 먹고 밥 먹어도 야채를 많이 먹으면 비만을 막을 수 있을까요?

고기_{지방}와 탄수화물을 함께 먹는 것은 지방세포에 지방을 쌓아 놓기 가장 쉬운 식사법입니다. 야채를 먹는 것만으로 지방화를 멈출 수는 없습니다. 단, 미네랄이 풍부한 토양에서 자란 유기농 채소의 경우 그 안에 함유된 효소, 비타민, 미네랄, 식물내재 영양소가 신체의 엔트로피 값을 낮추어 간접적인 항비만 효과를 볼 수는 있지만 비만화를 막는 브레이크가 될 수는 없습니다.

12

모체 오메가-3, 모체 오메가-6로 세포를 코팅하자

오메가-3와 오메가-6는 세포 생리기능 유지에 꼭 필요한 필수불포화지방산이다.

전구체 필수불포화지방산을 PEOparent essential oil라고 하며 본문의 페어런트는 대사 이전 상태의 전구체를 지칭하는 말이다. 전구체 형태의 오메가-3와 6를 섭취하면 인체는 필요한 만큼만 대사한 후 나머지는 세포막 구성 재료와 연료로 사용한다.

세포막을 모체 오메가-3와 모체 오메가-6로 코팅해야 하는 이유는 산소 공급량을 늘려 연소 효율을 높이고 세포 내부의 엔트로피 값을 낮추기 위해서다.

FATCUTDIET

우리가 세 끼 모두 냉면만 먹고도 100와트 전구 1,500개를 1분간 켤 수 있는 에너지를 얻을 수 있는 것은 적은 질량으로 큰 에너지를 얻을 수 있는 에너지 교환 시스템이 인체에 마련되어 있기 때문이다. 모든 인체 활동에 필요한 에너지원인 ATP라는 배터리를 많이 생산하기 위해 미토콘드리아발전기의 효율을 극대화하려면, 호흡과 물을 통해 산소가 신속히 들어와야만 한다. 즉 산화가 잘 일어나야 한다.

자동차 엔진에 터보차저를 장착하면 배기량을 올리지 않고도 큰 출력을 얻을 수 있다. 산소 공급량을 대폭 늘릴 수 있기 때문이다. 세포막에 모체 오메가-3와 모체 오메가-6가 농밀하게 분포되어 있으면 산소 공급이 수월해져 세포의 연소 효율이 높아진다. 근육조직 세포막의 반은 지방, 1/3은 필수지방산EFAs; essential fatty acids으로 채워져 있다. 요컨대 필수지방산은 '산소 전달자'다.

반대로 트랜스 지방으로 코팅된 세포는 산소 투과성이 떨어져 공기 흡입구가 막힌 엔진처럼 불완전연소를 일으킨다. 그래서 인스턴트 식품을 즐겨 먹는 이들은 오래된 엔진처럼 세포의 연비가 낮아져 있기 때문에 늘 입에 무언가를 달고 살 수밖에 없다.

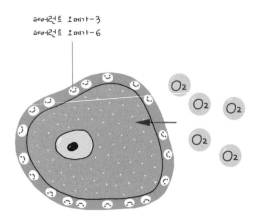

페어런트 오메가-3
페어런트 오메가-6

모체 오메가-3 와 모체 오메가-6는 인체 내에 자체 생산 시설이 없어서 동식물 섭취를 통해서만 조달되는 지방산이기 때문에 필수지방산이라고 부른다.

모체 오메가-3는 치아시드, 아마씨, 호두에서 얻을 수 있다.

모체 오메가-6는 콩, 옥수수, 해바라기씨에 많고 달맞이꽃 종자유EPO나 해바라기씨 기름으로 만든 제품이 나와 있다.

적혈구를 제외한 모든 세포는 이웃 세포와의 근거리 통신을 위해 불포화지방산 두 가지, 모체 오메가-3·모체 오메가-6를 가지고 에이코사노이드eicosanoids라는 전령을 만든다.

FATCUTD!ET

세포는 봉화대, 모체 오메가-3·모체 오메가-6는 봉홧불을 지필 장작, 에이코사노이드는 봉홧불이라 정리해 두면 되겠다.

이렇게 모체 오메가-3와 모체 오메가-6는 세포막 구성 재료로도 쓰이고 이웃 세포에게 소식을 전달하는 역할도 맡고 있다.

세포는 우리가 기분이 좋고 탄수화물을 적게 섭취해 인슐린이 적절하게 분비될 때 좋은 소식을 전하는 전령을 만든다.

위와 반대 상황일 때나 병원균이 세포에 침입하려 할 때

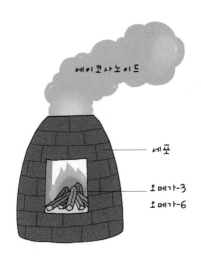

세포는 "나, 기분 엉망, 염증 개시!"^{세포는 염증 상태일 때 기분이 가장 엉망이}
^{된다}를 알리는 전령을 만들고 주위 세포도 염증지역으로 만
든다.

BMW에 1, 3, 5, 6, 7 시리즈가 있듯이 에이코사노이드에
는 각 종류마다 2~3종의 시리즈가 있다. 홀수 시리즈_{프로스타그}
_{란딘1이나 류코트리엔1} 등는 세포가 스트레스를 받지 않을 때 만들어지
고 짝수 시리즈_{프로스타그란딘2, 트롬복산2, 류코트리엔2, 류코트리엔4} 등는 세포가 염
증 상태일 때, 병원체가 침입하려 할 때 만들어진다. 그래
서 짝수 시리즈 에이코사노이드를 '친염증성 물질'이라고
한다.

FAT CUT에 모체 오메가-3가 꼭 필요한 이유

① 렙틴_{leptin} 분비를 자극한다. 렙틴은 식욕을 줄이고 지
　방을 연소시킨다.

② 지방산을 세포로 이동, 연소시킨다.

③ 체중 증가를 촉진하는 염증을 감소시킨다.

④ 체지방을 늘리고 염증을 촉진하는 유전자 스위치를
　꺼준다.

⑤ 세포막 유동성을 증가시켜 포도당이 세포 안으로 잘

유입될 수 있게 해준다.

⑥ 세포 안에 고여 있는 나트륨을 세포 밖으로 퍼내는 나트륨 펌프Na-pump의 활성도를 증가시켜 체지방 연소 기능을 강화한다.

오메가-3계열인 EPA는 항염 작용이 뛰어나다. 모든 질병은 염증이며 비만 또한 염증성 질환이다. 축적되는 지방량이 많아지면 세포막에 PLA2phospholipase A2가 생성되어 세포막의 인지질로부터 귀중한 필수지방산을 녹여내는데, 이때 세포막에 염증이 발생한다. 이 염증을 EPA가 막아준다.

FAT CUT에 모체 오메가-6가 꼭 필요한 이유

① 모체 오메가-6 대사물인 PGE1이 인슐린의 과도한 분비를 억제, 조절해준다.

② 세포 호흡에 관여하는 세포 소기관인 미토콘드리아의 활성이 강화되어 체지방 연소량이 증가한다.

③ 모체 오메가-3처럼 나트륨 펌프 활성도를 높여 체지방 연소량을 증가시킨다.

미토콘드리아에서 생산하는 총 ATP저장에너지의 3분의 1 이상을 나트륨 펌프가 사용한다. 세포막에서 나트륨이온을 세포 밖으로 퍼내는 이 풍차가 기초대사량의 가장 많은 부분을 소모하는 것이다. 근육량이 늘어나면 근육세포가 많아지고 나트륨 펌프 작동에 의한 기초대사량도 늘어, 수면 중의 지방 연소량도 증가한다.

이렇게 FAT CUT을 위해 모체 오메가-3, 6를 섭취하면 우선 탄수화물 탐닉에서 벗어나기가 수월해지고, 산소 공급량이 늘어 지방 연소가 잘 일어난다. 또한 장기적으로 정상세포의 암세포화 가능성이 현저히 줄어든다는 데 더 큰 의미가 있다.

기름기 많은 생선이 쉽게 상하는 이유는 필수불포화지방산의 왕성한 산소 흡인력 덕분에 산화가 신속히 진행되기 때문이다. 그래서 모체 필수불포화지방산을 '산소자석oxygen magnet'이라고 부른다. 이렇게 산소를 끌어당기는 힘이 커 쉽게 산화되므로 필수불포화지방산은 지속적으로 섭취해야만 한다.

1910년 독일의 생화학자 오토 바르부르크는 암 발생의 가장 큰 원인이 '세포 저산소증에 있다고 선언했다. 암 발생 원인에 관한 여러 학자의 의견이 있지만 지금까지의 실험 결과로 볼 때, 정상세포를 암세포로 몰고 가는 제 1번 드라이버는 '세포 저산소증'이라고 할 수 있다.

　암 발생률이 현대인에게 '셋 중 하나'의 확률로 높아져 있는 만큼 세포에 충분한 산소를 공급하면서 지방을 제거하는 FAT CUT DIET 법의 가치는 갈수록 커지게 될 것이다.

오메가-6, 오메가-3 제대로 알고 먹자!

오메가-6와 오메가-3 지방산은 중요한 생리적 기능을 발휘하므로 적정 비율 1~2.5 : 1을 맞추어 두 가지 모두 섭취해야 한다. 단, 대사되기 이전 형태인 전구체parent oil로 섭취하는 것이 중요하다.

유통중인 필수불포화지방산에는 전구체와 대사체derivative oil가 있다. 우리가 흔히 '오메가 스리'라고 하는 EPA, DHA는 모두 대사체. '오메가 식스'라고 하는 감마 리놀렌산GLA, gamma linolenic acid, 공역 리놀렌산CLA, conjugated linolenic acid 또한 대사체다. 시중에서 유통되는 제품은 대부분 대사체다.

전구체 형태인 PEOparent essential oil를 섭취하면 필요한 만큼만약 5% 대사체로 바꾸고 나머지는 연료로 쓰거나 조직 구성에 사용된다. 따라서 전구체를 섭취, 인체 스스로가 필요한 만큼만 대사하게 하여 대사체 직접 투여로 인한 대사 체계 혼란을 방지하는 것이 좋다.

2002년 『심혈관 연구Cardiovascular Research』에 발표된 내용에 따르면 EPA · DHA 형태의 오메가-3인 어유fish oil를 2년간 복용한 그룹의 동맥경화 진행 억제 효과는 대조군과 동일하였고 오히려 혈관 폐쇄 현상은 대조군보다 더 악화되었다고 한다. 2005년 고순도 오메가-3 대사체로 만든 제품인 오마코Omacor를 투여한 임상 결과, 약을 투여하지 않은 대조군에 비해 감염률은 2배 높았고 피부 발진을 일으킨 예는 4배나 높았다.

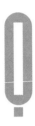

비만으로 생긴 튼살을 자연스럽게 없애는 방법이 있나요?

살이 트는 것은 표피가 아닌 진피층이 파열되는 것이어서 원상 복구가 쉽지 않습니다. 진피층이 '퍼짐성의 임계치'를 넘어서 파열하면 튼살이 됩니다. 튼살은 복구가 어려우므로 예방이 중요합니다. 피부의 유수분 보습력을 높여주는 것이 튼살 예방에 도움이 됩니다. 모체 오메가-3, 6 불포화지방산이 부족하면 살이 잘 트거나 셀룰라이트가 생기기 쉬우므로 페어런트 오메가-3, 6 불포화지방산parent essential oil 보조제를 구입하여 먹도록 합니다. 현대인들은 변성된 지방은 넘쳐나게 먹고 있지만 신선한 페어런트 오메가-3, 6의 섭취는 결핍 수준입니다.

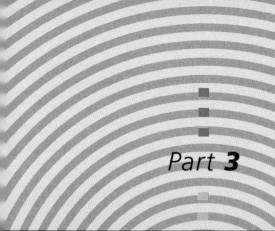

Part **3**

몸과 피부까지 건강해지는

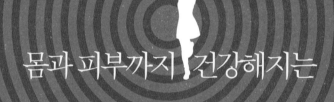

FAT CUT DIET,
시작!

13

누구나, 원하는 만큼 지방만 뺀다! FAT CUT DIET 법

김연아가 최고의 피겨 스케이트 선수로 불리는 이유는 스케이트 타는 방법을 세상에서 가장 잘 알고 있기 때문이다. 그녀는 트리플 악셀을 가장 잘 구사할 수 있는 선수이기도 하다.

이렇게 방법을 정확히 안다는 것은 가장 효율적이고 성공적인 결과를 낼 수 있음을 의미한다. 공부 방법, 재테크 방법, 운전 방법 등 대상과 상황에 관계 없이 결과는 방법에 의해 통제된다.

하지만 최고의 피겨 스케이팅을 펼치는 선수라 하더라도 날이 서지 않은 스케이트를 신고, 끈을 동여매지 않은 채 경기를 치른다면 시상대에 설 수 없을 것이다. 금메달은 최선의 방법을 익히고 최고의 스케이트를 단단히 동여맨 선수에게로 돌아간다.

다이어트를 시도하는 사람 모두가 필자가 제시하는 가장 효율적인 FAT CUT 방법을 익히고, 공중 3회전을 마치고도 요요 없는 안전한 착지를 가능케 해줄 보조제라는 도구를 장착한다면 메달을 목에 거는 다이어트 선수가 될 수 있을 것이다.

FAT CUT DIET의 원리

FAT CUT DIET의 왕도는 탄수화물 제한이다

$$\text{FAT CUT DIET 성공 공식} : \frac{\text{탄수화물}}{\text{단백질+지방}} = \text{FSR} \rightarrow 0$$

섭취하는 탄수화물 총량을 단백질+지방량으로 나눈 값 FSR fat storage rate, 지방저장률을 0에 가깝게 할 수 있다면 별다른 방

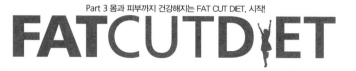

Part 3 몸과 피부까지 건강해지는 FAT CUT DIET, 시작!
FATCUTDIET

법을 취하지 않더라도 각 개인의 유전적, 체질적 편차와 상관없이 체지방량은 결코 늘어나지 않는다.

FSR이 0에 근접하기 위한 길은 한 가지다. 단백질, 지방 섭취량은 일정한 값일 수밖에 없기 때문에 탄수화물 섭취량을 0에 가깝게 하는 것이다. 너무도 쉽지 않은가!

최소한 우리는 FAT CUT DIET 성공 공식을 통해서 지방이 불어나지 않게 하는 방법만큼은 알게 되었다. 이것만으로도 큰 수확이다.

여기서 한 걸음 나아가 비키니가 자연스럽고 스키니 진이 어울리는 체형으로 재단할 수 있도록 FAT만 원하는 만큼 덜어내는 방법을 알아보자.

신속하고 안전한 체지방 분해에 필요한 ① 식이 환경_{기능성 식품과 음식 섭취하기}과 ② 물리적 환경_{정지 자세로 근육량 키우기}이 뒷받침된다면 FAT을 손쉽게 덜어낼 수 있다.

여기서는 먼저 FAT CUT에 필요한 식이 환경의 실전적인 부분을 조명해 보기로 한다. ②에 대해서는 다음에 나오는 '조각몸매 만들기 −2일마다 20분 운동법'을 통해 자세히 설명하겠다.

FAT ZERO 모드와 FAT DOWN 모드

FAT CUT DIET를 진행하는 방식에는 FAT ZERO 모드와 FAT DOWN 모드 두 가지가 있다. 단기간에 적극적 감량이 필요한 상황이라면 FAT ZERO 모드를, 중장기적 감량을 원한다면 FAT DOWN 모드를 선택한다. 자동차 주행 시 스포츠 모드나 일반 주행 모드를 선택하는 것처럼 말이다.

FAT ZERO 모드나 FAT DOWN 모드 두 가지 다 지방을 연소시켜 FAT을 CUT해 내겠다는 전략은 동일하다. 단지 FAT CUT 작전을 수행하기 위한 전술만이 다를 뿐이다.

아래 표를 보면 진행 강도의 차이를 쉽게 파악할 수 있

■ FAT ZERO 모드와 FAT DOWN 모드의 차이 ■

	FAT ZERO 모드	FAT DOWN 모드
체지방 감소를 위한 마음가짐	적극적	여유로움
체지방 감소 목표량 도달 기간	단기	중장기
탄수화물, 과일 섭취량	하루 총량 30g 이내	하루 총량 100g 이내
포화지방 섭취량	제한	충분히 섭취
모체 필수지방산 섭취량	하루 3,000mg~4,500mg	하루 3,000mg
단백질 섭취량	충분히 섭취	충분히 섭취
유기농 채소(고구마, 감자 등 고탄수화물 채소 제외) 섭취량	충분히 섭취	충분히 섭취

다. 본인의 상황과 목표점을 반영한 주행 모드를 선택하면 된다.

섭취한 단백질 대부분은 조직 구성과 생화학 반응에 사용된다. 단백질 섭취에서 '너무 많이'라는 것은 없다. 지방으로 쌓일 염려도 없을뿐더러 근육조직_{근육은 체중의 반을 차지한다}, 인대, 효소_{모든 효소는 단백질이다}, 항체, 호르몬 등을 만들기 때문에 단백질은 많으면 많을수록 좋다. 기초대사 열량 모두를 단백질_{순 실코기}로 섭취해도 무방하다. 물론 효소와 비타민, 미네랄, 페어런트 오메가-3와 6, 채소가 공급해주는 식물내재 영양소를 충분히 섭취한다는 조건에서 가능한 일이다.

유정 폭발로 화염을 잠재울 수 없을 때의 진화 방법은 폭약을 터뜨려 산소 공급을 순간적으로 차단해서 파이프 부근을 진공으로 만들어놓는 것이다. 마찬가지로 초고도비만을 해결해야 하거나 심한 염증 상태의 질환자인 경우에는 일정 기간 탄수화물 진공상태가 필요하다. 포화지방도 제한 섭취해야 한다. 식사를 통해 지방이 공급되면 몸은 그것부터 이용하려 들기 때문에 그만큼 몸 안에 쌓인 체지방을 연소시키는 작업은 미루어질 수밖에 없다.

단백질_{고기, 닭, 생선, 계란}과 지방_{버터, 치즈, 크림, 오일}이 아닌 설탕·전분

빵, 시리얼, 주스, 과일, 고탄수화물 함유 채소(고구마, 감자), 피자, 사탕, 소다, 아이스크림, 팝콘, 쌀, 파스타는 모두 탄수화물이라고 체념해 두면 음식을 앞에 놓고 불필요한 마음의 갈등이 일어나지 않을 것이다.

빠르게 지방을 CUT! : FAT ZERO 모드

아래의 ⓐ~ⓓ처럼 적극적 지방 제거가 필요한 경우나 ⓔ처럼 병든 세포가 '스스로 사라져줘야' 할 경우라면 FAT ZERO 모드를 선택한다.

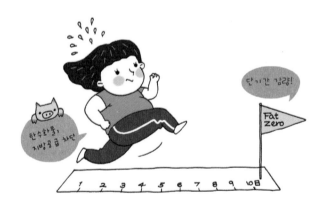

FATCUTDIET

ⓐ 고도비만BMI가 40 이상인 배둘레햄인 경우

ⓑ 심혈관계 질환자의 경우 : 탄수화물 공급을 중단시켜 인슐린 과다 분비로 인한 혈관의 퇴행을 차단해야 한다. FAT ZERO 모드를 통해 개선할 수 있다.

ⓒ 만성 염증 상태인 경우 : 만성 위염, 만성 중이염, 관절염, 류머티스성 관절염, 생리통, 무좀 등 모든 염증은 고탄수화물에 의한 고인슐린혈증이 가속시킨다.

ⓓ 단기간에 체지방 감량을 원하는 경우 : 코앞에 다가온 여름 바캉스에서 비키니를 입고 싶거나 모델 선발 대회를 앞두고 있을 때, 또는 계체량을 통과해야 할 때

ⓔ 용종, 자궁내막증, 자궁근종, 물혹, 게실, 쥐젖, 양성종양, 악성종양과 같은 이상조직이 발견된 경우

체질량지수body mass index란?

몸무게kg를 키m로 두 번 나눈 값이다. 몸무게 60kg, 키가 160cm인 사람의 체질량지수는 60÷(1.6×1.6)=23.4가 된다. 그 수치가 20 미만일 때를 저체중, 20~24일 때를 정상 체중, 25~30일 때를 경도비만, 30 초과인 경우 비만으로 본다.

체질량지수가 18 미만인 여성의 경우 영양 부족으로 무월경이 시작될 수 있고, 27 이상일 때는 고혈압·당뇨병·심장병에 걸릴 확률이 높아진다.

	FAT ZERO 모드 권장 식품	FAT ZERO 모드 제한 식품
권장 건강기능성 식품류	효소, 단백질, 모체 오메가-3,6, 비타민, 미네랄	탄수화물, 과일 굽고 튀기고 볶은 인스턴트 음식 삼겹살, 등심 등에 포함되어 있는 포화지방
권장 음식	샤부샤부, 닭가슴살, 야채(샐러드), 달걀, 견과류(호두, 아몬드), 유기농 야채류	

※ 더 신속히 체지방을 감량해야 할 경우
탄수화물, 과일, 굽고 튀기고 볶은 음식은 금하도록 한다.

담배꽁초를 없애고 싶다면 아예 담배가게에 담배를 공급하지 않으면 된다. 공급원을 차단하는 것이다. FAT ZERO 모드를 진행하는 동안 탄수화물과 지방 공급을 차단하면 비정상조직은 생리 기능에 필요한 열량으로 쓰이기 위해 세포자살apoptosis을 시도하는 것으로 보인다.

그래서 FAT CUT DIET는 단순히 지방만을 빼는 차원이 아닌 '비정상세포 정화'라는 전신 교정 효과까지 발휘할 수 있다.

다음은 FAT ZERO 모드 식사의 한 예이다.

FATCUTDIET

FAT ZERO 모드 안전식사법

국수, 면, 밥의 양이 30g 이내가 되어야 한다_{FAT DOWN 모드일 경}

우엔 100g이내.

① 샤부샤부 만들어 먹기_{국수는 삼간다}

② 샐러드바 이용하기_{면이나 밥은 삼간다}

③ 수육 먹기_{술은 삼간다}

④ 유기농 달걀 먹기

아침	• 계란 : 삶거나 스크램블하거나 오믈렛으로 만든다. • 가공하지 않은 치즈 : 체다, 스위스, 모차렐라
점심	• 고기(삶거나 수육 형태로) : 닭고기, 소고기, 돼지고기 • 생선 : 참치, 연어, 조개 • 샐러드 : 아스파라거스, 오이, 토마토, 시금치와 계란, 콩을 넣어 만든다.
저녁	• 샤부샤부 : 소고기, 낙지, 오징어, 새우, 조개, 버섯, 야채만을 넣고 국수는 뺀다. • 샐러드 : 아스파라거스, 오이, 토마토, 시금치와 계란, 콩을 넣어 만든다. • 디저트 : 플레인 요구르트
간식	식간에 견과류(아몬드, 호두, 피스타치오 등)를 먹을 수 있다.

FAT ZERO 모드는 10일간 진행하는 것이 효과적이다. 10일이면 호흡, 소화, 흡수, 배설에 관계되는 대부분의 점막 조직이 교체될 수 있는 기간이므로 상당한 신체 교정 효과를 기대할 수 있고, 만족할 만큼 체지방을 줄일 수 있으므로 자신감 있는 생활을 할 수 있다. 10일 정도면 FAT CUT 식사 습관이 익숙해질 것이다. 이후에는 FAT DOWN 모드로 전환한다.

체지방량이 많아 처음 10일간의 FAT ZERO 모드로 원하는 만큼 지방을 감량하지 못했다면, 일정 기간 FAT DOWN 모드로 전환했다가 다시 FAT ZERO 모드로 진행하여 목표를 달성하자.

FAT ZERO 모드 기간이나 FAT DOWN 모드 기간은 각자의 상황, 컨디션, 의지에 따라 자유로이 정할 수 있다.

체지방 감량 목표치에 이를 때까지 FAT ZERO 모드는 최소 7일 이상 유지하는 게 좋다. FAT DOWN 모드는 7일 이내 기간_{내친김에 감량 목표치를 신속히 달성하는 편이 자신감을 높이고 스트레스를 줄일 수 있어 좋다} 중 자신의 형편에 맞게 정한다. 원하는 만큼 체지방량이 줄었다면 그 후부터는 FAT DOWN 모드로 진행하면 된다.

거울에 보이는 허리 라인과 옆모습이 마음에 들 때까지

아래와 같이 진행한다.

FAT ZERO 모드 ➡ FAT DOWN 모드 ➡ FAT ZERO 모드

➡ FAT DOWN 모드

FAT CUT DIET 작전을 느긋하게 진행하고 싶은 사람은 FAT ZERO 모드를 1회 실행하고 나서 FAT DOWN 모드를 지속하거나 아예 처음부터 FAT DOWN 모드로만 진행할 수 있다.

여유롭게 지방을 CUT! : FAT DOWN 모드

지방 감소 목표 도달까지의 시간이 FAT ZERO 모드보다 좀 더 걸린다.

아래 ⓐ~ⓒ의 경우라면 FAT DOWN 모드로 진행한다.

ⓐ 경도비만BMI 40이하인 경우신속한 체지방 감소를 원하면 FAT ZERO 모드를 선택한다

ⓑ FAT ZERO 모드로의 진행이 부담스러운 경우.

ⓒ 혈당이 높아서 혈당조절제를 복용 중인 당뇨 환자의

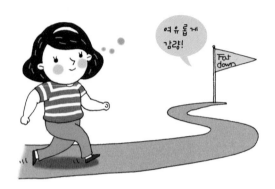

경우는 간의 글리코겐 – 글루코오스 전환 기능이 떨어져 있

을 가능성이 있기 때문에 탄수화물 섭취 허용 폭이 큰 FAT

■ FAT DOWN 모드 ■

	FAT DOWN 모드 권장 식품	FAT DOWN 모드 제한 식품
권장 건강기능성 식품류	효소, 단백질, 모체 오메가-3, 6, 비타민, 미네랄	굽고 튀기고 볶은 인스턴트 음식
권장 음식	샤부샤부, 닭가슴살, 야채(샐러드), 달걀, 견과류(호두, 아몬드), 유기농 야채류, 등심, 삼겹살 등에 포함되어 있는 포화지방	FAT DOWN 모드 허용 식품
		탄수화물, 과일 (단, 하루 100g 이내)

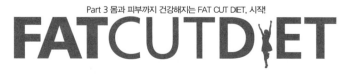

DOWN 모드로 진행하는 것이 안전하다. 간은 포도당을 글리코겐 형태로 변환하여 저장해 놓고 있다가 신속한 에너지 공급이 필요할 때 포도당으로 다시 분해하는 당신생 과정을 거쳐 포도당을 조직에 공급한다. 그러나 간 기능이 떨어져 있는 사람은 즉각적인 변환이 잘 이루어지지 않는다. 30분 정도의 산책으로도 현기증을 느낀다면 전환 기능이 떨어져 있다고 볼 수 있다.

아래는 FAT DOWN 모드 식사 방법의 예이다.

아침	• 계란 : 삶거나 스크램블하거나 오믈렛으로 만든다. • 소시지 • 가공하지 않은 치즈 : 체다, 스위스, 모차렐라
점심	• 고기(삶거나 수육 형태로) : 닭고기, 소고기, 돼지고기 • 생선 : 참치, 연어, 조개 • 샐러드 : 아스파라거스, 오이, 토마토, 시금치, 계란, 콩을 넣어 만든다. • 과일 : 베리나 멜론 종류
저녁	• 샤부샤부 : 소고기, 낙지, 오징어, 새우, 조개, 버섯, 야채, 국수 • 샐러드 : 아스파라거스, 오이, 토마토, 시금치, 계란, 콩을 넣어 만든다. • 디저트 : 플레인 요구르트
간식	식간에 견과류(아몬드, 호두, 피스타치오 등)를 먹을 수 있다

※하루 한 끼는 백반으로 대체하여 먹을 수 있다. 단, 탄수화물 총량을 100g 이내로 조절하여 먹는다.

FAT CUT DIET 진행 요령

이제부터 실제로 FAT CUT DIET를 진행하면서 얼마나 신속히 우리 몸을 바꿀 수 있는지 체험해 보자.

FAT CUT DIET 하기 전날 FAT ZERO 모드, FAT DOWN 모드 공통 적용

① 의료기관이나 집에서 체지방 검사를 한다.

② 구충제를 복용한다.

③ 화장실 출입이 자유로운 장소를 택해 숙변을 제거한다.

통계에 따르면 한국인의 8퍼센트 이상이 기생충에 감염되어 있다고 한다. 기생충 감염은 단순한 영양분 손실에 그치지 않고 LGSleaky gut syndrome, 장 누수증후군를 일으키는 원인으로 작용한다. 기생충은 갈고리 모양의 고착기관을 이용, 장 점막에 상처를 내고 기생하기 때문에 장 점막에 틈이 생겨 장 투과성이 커진다. 십이지장충은 심지어 이빨을 이용, 장 점막에 달라붙어 피를 빨아먹는다. 이렇게 장 점막에 난 틈으로 장 내 독소성분이 간문맥을 통해 간으로 유입되면 알러지 질환이나 만성 염증성 질환이 일어나게 된다.

우리가 정기적으로 구충제를 복용해야 하는 이유가 여기

에 있다. 디스토마 같은 흡충 이외의 기생충은 약국에서 구입할 수 있는 일반 구충제로 박멸할 수 있다.

숙변도 문제다. 패스트푸드, 인스턴트 식품이 숙변을 구성하는 주요 인자다. 이러한 식사로 변의 양이 적어지면 변을 밀어내기 위해 장압이 증가하게 되는데, 장압이 장기간 증가되어 있으면 장압에 의해 게실(장근육이 복부 쪽으로 밀려들어가서 생긴 작은 주머니)이 생겨 장의 연동운동 기능이 떨어지게 된다. 이 게실 안에 쌓이는 숙변(지방질, 단백질, 호르몬, 스테로이드 등이 분해되지 않아 생긴 노폐물)은 티스푼 하나 정도의 양이면 생쥐를 죽일 수 있을 만큼 맹독이라고 한다. 따라서 숙변 제거는 다이어트뿐만 아니라 해독이 필요한 모든 상황에서 필요한 조치이다.

그렇다고 어떤 식으로든 숙변만 제거하면 되는 것은 아니다. 제거하는 방식이 중요하다. 하제(下劑, 설사시키는 약)를 사용하여 장을 청소하면 장 점막이 상하거나 수분, 미네랄이 손실되므로 다당체의 포접 기능(포도당과 같은 단순당이 여러 개 연결되어 있는 당이 야구 글러브로 야구공을 감싸듯 노폐물을 감싸서 포획한다)을 이용한 다당체 음료로 장 점막 틈틈이 끼어 있거나 게실에 들어 있는 오래된 숙변을 배출시키는 것이 가장 안전하다.

당뇨병이나 류머티스성 관절염 등 만성질환의 경우에는

지속적인 장 청소가 필요하다.

복부 팽만감이 있거나 변의 형태가 일정치 않은 상태라면 고단위 유산균제를 함께 복용하여 장 상태를 개선해 놓아야 한다. 장은 유산균과 같은 유익균이 유해균과 85 : 15의 비율로 존재하고 있어야 건강한 상태라고 할 수 있다. 유해균이 득세하면 유해균이 배출하는 유독물질도 늘어난다. 이 유독물질이 간으로 유입되면, 간에 과부하가 걸려 해독기능이 떨어지고 인체는 염증이 발생하기 쉬운 상태에 빠져들게 된다. 요즘 사람들이 염증성 질환에서 헤어나기 힘든 이유가 바로 간 해독 기능 저하 때문이다.

FAT CUT DIET 2일~11일째

아래 도표는 FAT ZERO 모드와 FAT DOWN 모드에 공통으로 적용되는 섭취해야 하는 건강식품과 식사 범위를 기술한 것이다. 식사법에 대해서는 FAT ZERO 모드와 FAT DOWN 모드에서 각각 설명하였다.

근육 단백질은 기아 상태가 몇 주간 지속될 때만 에너지원으로 사용되며 섭취한 단백질은 대부분 항체, 호르몬, 세포구조 유지 등에 쓰인다. 단식 후 단백질 양이 감소되어

제품/식품		설명	섭취방법
효소		11장 효소, 모든 질병의 통제 본부 참조	아침, 점심, 저녁 한 포씩 하루 3회 섭취한다
오메가-6, 오메가-3		페어런트 모체 오메가-3, 6를 약 2:1의 비율로 만든 제품을 선택한다. (하루 3,000~4,500mg 섭취한다)	완전 PEO를 매 식전 1~3포 섭취한다. 공복감이 심한 경우, 식전 2~3포를 섭취한다.
비타민, 미네랄		미네랄의 경우 제품마다 흡수율의 차이가 심하다. 아미노산과 미네랄이 결합된 형태의 제품이 흡수율이 좋다.	제품 섭취 방법란에 써 있는 대로 먹는다. 스트레스가 심한 상황이면 양을 2배로 늘린다. 스트레스 상황에서는 비타민, 미네랄 소모량이 많아진다.
섭취 권장 음식	단백질 공급원	닭가슴살 야채 샐러드(일부 편의점이나 온라인 쇼핑몰에서 구할 수 있다), 순 살코기(수육), 달걀	아침, 점심, 저녁 원하는 만큼 먹어도 좋다.
	불포화 지방 공급원	호두, 아몬드와 같은 견과류	간식으로 섭취. 저작 본능도 충족되어 다이어트로 인한 스트레스를 푸는 데 도움이 된다.

근육 위축이 발생하는 까닭은 근육 단백질이 에너지원으로 사용되어서가 아니라 간의 해독 기능이나 세포 구조 유지에 필요한 아미노산 공급원으로 사용되었기 때문이다.

단백질은 FAT ZERO 모드에서도 제한 없이 먹을 수 있다. 지방세포에 지방으로 저장될 위험이 없고, 먹은 양의

먹는 것에 대한 착각 몇 가지

1. 현미를 먹으면 혈당 조절에 유리하다?

현미나 보리밥이 백미보다 GI glycemic index, 혈당 상승 속도 지수가 낮기 때문에 혈당 조절에 유리하다고 믿고 있다.

그러나 둘의 차이는 혈당을 올리는 데 15분 먼저냐 나중이냐의 차이밖에 없다. 의미 있는 지표는 II insulin index, 음식에 반응하여 생성된 인슐린 양이다.

즉, 총 인슐린 분비량에 있어서 현미나 보리밥은 백미와 다를 바 없기 때문에 지방으로 저장되는 피해를 막을 수 없다.

2. 과일을 많이 먹어야 건강하다?

과일을 비타민, 미네랄의 보물창고로 알고 환자들에게 권하는 의약 전문가들이 많다. 그런데 우리가 먹는 부위는 과육이지 껍질이 아니다. 중요 영양 성분은 대부분 과일의 껍질에 존재하는데 말이다.

과육은 과당 덩어리로 오히려 포도당보다 더 건강에 해롭게 작용한다. 인체의 지질, 단백질과 결합하는 당화율이 포도당의 10배나 되기 때문이다. 당화 반응이 일어나면 지질이나 단백질의 고유 기능이 발휘될 수 없다. 즉 당화 반응은 지방, 단백질의 변성을 뜻한다.

하지만 무농약으로 확인된 과일의 껍질 부분을 주로 먹을 수만 있다면 과일 섭취도 문제되지 않는다.

FATCUTDIET

60~70퍼센트가 자신을 소화하는 연료로 사용되므로 안심하고 먹어도 된다. 지방은 섭취한 열량의 40퍼센트, 탄수화물은 15~30퍼센트를 자신을 소화하는 데 사용한다.

FAT CUT DIET 12일째

다시 한 번 체지방 검사를 한다. 그리고 이전 검사지와 비교해 본다. 과학 다이어트는 체질에 관계없이 정확하게 지방만 감소시킨다는 것을 기쁜 마음으로 확인해 보자. 혈액검사를 병행했다면 몇 가지 지표물질의 수치 개선까지 확인할 수 있을 것이다.

FAT DOWN 모드 유지하기

엔진은 비행기가 이륙하는 순간 최대 출력을 내야만 한다. 하지만 고막을 울리는 이륙이 끝나고 순항고도에 오르면 엔진은 최대 출력의 70퍼센트 정도만 사용하고도 비행할 수 있다. 언제나 이륙이 힘들고 출발이 어렵고 성을 쌓기까지가 고단한 것이다. 유지는 그보다 훨씬 수월하다.

FAT ZERO 모드가 짧은 활주로를 이륙하는 집중이라면 FAT DOWN 모드는 순항고도를 비행하는 여유로움이다.

순항고도를 유지할 수 있다면 적은 연료로 최대 항속 거리를 안전하게 운항할 수 있다.

과학 다이어트 FAT CUT DIET를 통해 지금까지 시도해 보았던 그 어떤 다이어트보다 만족스러운 결과를 확인했다면 이제 그 만족과 기쁨을 계속 유지할 수 있는 방법에 대해서 알아보자.

지방이 지방으로 쌓이려면 반드시 탄수화물_{쌀, 국수, 떡, 빵, 과자, 주스, 사탕, 청량음료}이 있어야 함을 독자는 잘 알고 있을 것이다. 따라서 고기를 먹더라도 한국인 식단의 주 메뉴인 탄수화물을 제한한다면 지방이 늘어나는 일은 없다. 그런 면으로 보면 현미건 백미건 모두 제한해야 할 음식이다. 비타민과 미네랄 함량이 높다는 점을 빼고 지방을 쌓이게 하는 능력만 놓고 보자면 현미는 백미와 99보 100보 차이에 불과하다.

그렇다면 하루에 어느 정도의 탄수화물을 섭취하는 것이 좋을까? 하루 세 끼를 한식으로 먹는다면 매 끼당 4~7수저_{20~35g, 1수저=5g}씩 하루 12~20수저_{60g~100g=240~400Kcal} 이내로 먹는 것이 가장 좋다. 60~100그램은 쌀이건 빵이건 탄수화물을 공급하는 모든 음식을 다 더한 양이다.

인체 구성에서 탄수화물이 차지하는 비율은 1퍼센트밖에

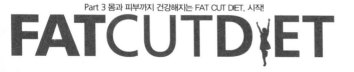

되지 않는다. 1퍼센트라는 항상성을 유지하기 위해 과잉의 탄수화물은 재빨리 지방으로 변신해야만 하는 인체의 속사정이 있는 것이다. 그러니 탄수화물의 일일 섭취량을 60~100그램으로 제한하더라도 아무런 생리적 문제도 발생하지 않는다.

FAT DOWN 모드에서 탄수화물을 제외한 나머지 단백질, 지방의 섭취는 굳이 제한할 필요가 없다. 이 둘은 체지방을 증가시키지 않는다.

정크푸드라면, 도넛, 프라이드 치킨 등나 탄수화물 덩어리떡, 빵, 국수, 자장면 등가 먹고 싶을 때는 안젤리나 졸리처럼 하면 된다.

안젤리나 졸리의 11주 23kg 다이어트의 비결

안젤리나 졸리는 키가 172cm이다. 임신 중이던 지난 2008년 5월 15일 칸 영화제에 참석했을 때, 체중이 82kg까지 나가는 것으로 보였다. 그런데 이번 레드 카펫에서는 적어도 23kg은 빠져 보였다.
다이어트 전문가들도 신기해하는 것은 졸리가 입양한 아이들인 매독스(7), 팍스(4), 자하라(3) 그리고 브래드 피트와의 사이에서 낳은 실로(2) 등과 어울려 정크푸드나 피자 등을 아주 즐기는데도 다이어트를 해냈다는 사실이었다.
이에 대해 졸리 측 관계자는 "정크푸드를 먹을 때는 양을 철저하게 조절한다. 그리고 평소에는 닭이나 생선류를 즐긴다" 설명했다. 졸리는 자신이 다이어트를 위해 특별히 따로 하는 운동은 없다고 밝혔다. 아이들과 즐겁게 뛰어노는 것이 전부라고 한다.

-2008년 10월 10일, 일간스포츠

'기사 내용이 사실일까?' 하는 의문이 들지 모른다. 하지만 생화학 메커니즘상 사실이다. 그러니 우리도 안젤리나 졸리처럼 해보자. 다이어트 전문가들도 신기해했다고 하는데 알고 보면 그다지 신기한 일도 아니다. 과학 다이어트로 해석하면 충분히 가능한 일이다. 그녀는 FAT DOWN 모드를 진행했을 뿐이다.

원하는 만큼 지방 감량에 성공하여 FAT DOWN 모드를 유지하고 있다면 7일에 하루는 자신에게 너그러워져도 괜찮다. 너무 조이기만 하면 오래 지속할 수 없다.

평일에는 FAT DOWN 모드에 충실하되 주말 중 하루는 '세포는 싫어하지만 혀가 좋아하는 음식'을 즐기자. 수고한 자신에게 상을 준다는 의미로 편하게 받아들이면 된다. 졸리도 하루쯤은 자신에게 관대해지기로 마음먹었을 것이다. 필자 또한 가끔 자장면을 먹는다. 자장면을 세상에서 제일 맛있는 음식인 줄 알았던 어릴 적 기억을 떠올리며 즐겁고 편한 마음으로 곱빼기를 시켜먹는다.

여기서 우리는 안젤리나 졸리가 평소 닭이나 생선류를 즐기면서 특별히 따로 하는 운동은 없다고 말한 부분에 주목할 필요가 있다. 그 말은 단백질과 지방 위주의 식사를 하면서 숨을 몰아쉬는 운동이나 기구를 반복적으로 들어올렸다 놓으며 관절에 무리를 주는 웨이트 트레이닝은 하지 않았다는 뜻이다. 꼭 기억해 두어야 할 말이다.

숨을 몰아쉬는 유산소운동은 근육량 증가가 아닌 단순히 열량을 소모시키는 운동이기 때문에 기초대사량 증가라는 운동 본연의 목적을 이룰 수 없고, 과호흡으로 발생하는 다량의 활성산소를 인체가 떠안아야 하기 때문에 소중한 체내의 항산화 성분들을 소모시켜 오히려 노화를 앞당길 우려가 있다. 웨이트 트레이닝은 반복적으로 기구를 들었다 놓았다 하기 때문에 관절조직이 손상된다. 따라서 가장 효과적이고 안전한 운동법은 중력을 이용, 근육에 최대의 부하를 걸 수 있는 정지 자세 운동법이다 149페이지 '2-20 운동법'에서 익힐 수 있다.

반복하여 말하지만 몸이 FAT DOWN 모드를 계속 유지하기 위한 관건은 탄수화물 관리에 있다. 원하는 만큼 지방을 감량했다면 앞에 나온 'FAT DOWN 모드 안전식사법'을 참고하여 활기차고 자신감 넘치는 생활을 지속하기 바란다. 자명종과 씨름하지 않고 벌떡 일어날 수 있는, 피로를 모르는 몸을 자랑하고, 유전자가 디자인해 놓은 원래의 몸매를 거울에 비춰보기 바란다. 거울은 진실을 비추는 증인이 되어줄 것이다.

일상에서 반드시 피해야 할 식습관 중 대표적인 것이 있다. 고깃집에서 굽고 튀기고 볶은 고기를 배불리 먹고 된장찌개나 냉면으로 마무리한 다음 디저트로 커피나 사이다, 아이스크림을 즐기고 입가심으로 박하사탕을 오물거리는 것이다. 많이 보던 풍경 아닌가?

이뿐만이 아니다. 도넛과 피자를 콜라, 사이다와 함께 먹거나 라면을 다 먹은 다음 국물에 밥 말아 먹는 것 또한 조심해야 한다.

정비 점검을 착실히 받은 차는 소홀히 한 차에 비해 연비가 높다. 이처럼 FAT ZERO 모드와 FAT DOWN 모드를 지혜롭게 활용해서 신체 엔트로피 값을 낮추면 인체 운영 메커니즘이 더욱 정교하게 작동해 과식을 통제할 수 있게 되어 누구나 신체에 무리를 주지 않고 체지방을 감량할 수 있다. 이것이 FAT CUT 과학 다이어트를 해야 하는 이유다.

인간이 마주한 문제에 기울이는 모든 노력의 궁극적 의미는 무엇일까. 가장 근원적인 답은 '진화하기 위해서'가 아닐까. 여행이 취미가 아닌 신에 대한 도리이자 예의이듯,

FATCUTDIET

흐트러진 몸매를 성공적으로 수복하는 것 또한 육신을 주신 신의 노고에 대한 예의다. 지구상 모든 것이 처음엔 '보기에 좋았더라'였다. 따라서 인간의 육신 또한 보기에 아름다워야 한다.

지구촌 곳곳에 펼쳐진 절경을 감상하지 않고 인생을 마친다면, 자신의 비대해진 몸을 그대로 방치하려 든다면 신의 입장에서 너무도 서운한 일이 될 것이다.

누구나 다이어트에 성공해야 하는 이유는 누구나 아름다워지기를 신이 바라고 있기 때문이다. 신은 누구나 아름다워질 수 있도록 다이어트에도 과학의 원리를 적용해놓았다.

모두가 과학 다이어트, FAT CUT DIET로 자신이 동경하던 몸을 만들기 바란다.

체중 65kg, 키 165cm인 와우美 씨가 FAT 10kg을 CUT하기 위해 FAT ZERO 모드로 진행할 경우와 FAT DOWN 모드로 진행할 경우, 각각의 목표 도달 소요시간을 알아보자.

아래 예제를 통해 원하는 몸매로 재단하기 위해 필요한 간단한 계산법을 터득할 수 있으며 자신의 감량 스케줄을 스스로 관리할 수 있게 될 것이다.

① FAT ZERO 모드로 진행할 경우

먼저 와우美 씨의 일일 기초대사량을 알아보자. 기초대사량은 몸무게와 하루 24시간, 시간당 소모 칼로리를 곱하면 알 수 있다. 신진대사율과 근육량, 유전적 차이에 따라 다르지만 보통 남자는 1kg당 1시간 동안 1kcal를, 여자는 약 0.9kcal를 소모하므로 와우美 씨의 일일 기초대사량은 65kg×24시간×0.9kcal/kg · 시간=1,404kcal라는 계산이 나온다.

하루 12시간 동안 활동으로 소모되는 열량은 10시간 회사 업무(시간당 160kcal 소모)로 1,600kcal와 2시간 출퇴근 및 가사(시간당 200kcal 소모)로 소모되는 열량 400kcal를 합산해 2,000kcal다.

2,000kcal에는 기초대사량이 포함되어 있으므로 12시간 동안 기초대사로 소모되는 열량을 제외한 순수 활동으로만 소모되는 열량은 1,298kcal (2,000kcal−1,404kcal÷2)이다.

따라서 하루 동안 소모되는 열량은 기초대사량과 순수 활동으로 인한 소모 열량을 합해서 약 2,700kcal(1,404kcal+1,298kcal)가 된다.

이 2,700kcal를 단백질 위주의 FAT ZERO 모드 식사로 진행하면 지방은 1g당 9kcal의 열량을 내므로 하루에 체지방은 300g(2,700kcal÷9kcal/g)이 줄어, 열흘간 체지방 3kg을 줄일 수 있다. FAT ZERO 모드로 진행할 때, 페어런트 오메가−3, 6를 섭취하면 식욕을 충족시킬 수 있다.

계산식을 단순화하기 위해 지방식을 제외하고 계산하면 하루 단백질 (4kcal/g) 섭취량은 675g(2,700kcal÷4kcal/g)이 된다. 물론 FAT ZERO 모드에서도 삼겹살, 등심에 들어 있는 포화지방을 먹을 수 있다. 자연은 단백질을 지방과 결합시켜 놓았기 때문에 100% 단백질만을 섭취할 수는 없다.

계란이나 새우, 연어 등 단백질 공급원의 70% 정도가 수분이며 물 분자가 아미노산과 결합되어 있어 요리 후에도 대부분 증발하지 않고 남아 있다. 그래서 단백질 식사를 위해 하루 동안 연어와 새우, 조개를 675g 먹었다면 실제 단백질은 전체의 30%인 202g(675g×0.3=202g, 808kcal)만 섭취한 꼴이 된다. 따라서 실제로는 2,250g(675g÷0.3)을 먹어야 단백질 675g을 이용할 수 있다.

섭취한 단백질의 60~70%는 자신을 소화하는데 쓰이므로 675g 중 이용 가능한 양은 수분을 제하면 60~81g(675g×0.3×0.3~0.4)이다. 이 양은 대부분 세포 재생과 근육조직, 인대, 호르몬, 항체, 헤모글로빈 등 인체 기능 유지에 필요한 요소를 만드는 데 사용되므로 섭취한 675g은 거의 열량으로 이용되지 않는다.

정상적인 대사를 위해 체중 68kg인 성인이 필요로 하는 단백질 양은 하루 450g이다. 하지만 인체는 아미노산의 반을 재활용하므로 실제 필요량은 225g이다. 그런데 단백질은 자신을 소화시키는 데 섭취량의 60~70%를 사용하므로 실수요량 225g을 충족하려면 섭취량은 하루 560~750g이 되어야 한다. 따라서 수분을 함유한 상태의 단백질 675g은 과한 양이 아니다. 설령 필요량 이상의 아미노산이 흡수되었다 하더라도 여분은 산화되어 에너지로 이용된다.

② FAT DOWN 모드로 진행할 경우

2,700kcal를 FAT DOWN 모드 식사로 진행하여[지방 : 단백질 : 탄수화물 =100g(900kcal) : 350g(1,400kcal) : 100g(400kcal), 이 비율은 탄수화물을 100g 이내로 제한하는 범위에서 임의로 조정할 수 있다] 섭취한 지방 100g으로 900kcal를, 탄수화물 100g으로 400kcal를 충당하고 나머지 1,400kcal는 지방세포에 들어 있는 지방 155g(1,400kcal÷9kcal/g) 연소로 충당된다(①에서 설명하였듯이 섭취한 단백질 350g은 거의 열량으로 사용되지 않는다). 10일간 체지방 1.5kg을 안전하게 사라지게 할 수 있다. 한 달 후면 허리 라인이 확연히 선명해져 있을 것이다.

※지방은 섭취한 열량의 40%, 탄수화물은 15~30%가 자신을 소화하는 데 사용되므로 지방 100g은 실제 900kcal가 아닌 540kcal(900kcal x0.6)를, 탄수화물 100g은 400kcal가 아닌 280~340kcal(400kcal x0.7~0.85)의 열량을 제공하므로 실제 체지방 감소량은 위 계산보다 많아진다.

FAT ZERO 모드나 FAT DOWN 모드로 진행하면서 자신이 원하는 만큼의 활동(운동)량을 추가하여 활동대사량과 기초대사량을 늘리고 FAT CUT 대사를 원활히 해주는 신선한 식재료와 FAT CUT DIET에 필요한 보조제를 병행한다면 더욱 수월하고 신속하게 체지방을 감소시킬 수 있다.

FATCUTDIET

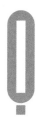

Diet **Q & A**

저탄수화물 저지방 식단의
문제점은 없나요?

탄수화물이 3대 영양소에 들어 있기 때문에 저탄수화물 식이가
위험한 것처럼 비쳐지고 있지만 우리 몸에서 탄수화물의 구성
비율은 1% 미만이며, 일일 대사에너지량 정도인 약 2,000~
2,500kcal 정도를 공급할 수 있을 만큼만 간과 근육에 비축되어
있습니다.

간과 심장, 골격근은 지방의 산화 과정에서 생성되는 케톤체를
주 연료로 사용하며, 심장과 뇌는 케톤체를 연료로 사용할 때
25% 더 효율적으로 작동합니다. 전분을 섭취하지 않아도 지방
과 단백질의 당신생 과정을 통해 인체가 필요로 하는 포도당을
공급받을 수 있습니다. 저지방 식이는 다이어트 전문가들이 잘
못 이해한 탓에 생겨난 식이법입니다. 지방이 지방으로 저장된
다는 생각 때문에 살을 빼기 위해 저지방 식이를 해야 한다고
생각하기 쉬운데 장에서 흡수된 지방산은 스스로 지방으로 전
환하는 능력이 없습니다. 지방산은 탄수화물의 도움을 받고서
야 비로소 지방으로 저장될 수 있지요. 세포막의 반은 지방으

로 채워져 있고 유방 조직의 85%가 지방입니다. 그런 만큼 지방은 충분히 섭취되어야만 합니다. 지방이 해롭다는 말은 순전히 과학적 오류입니다. 신선한 지방은 결코 혈관을 망가뜨리지도 암을 유발하지도 관상동맥을 막지도 콜레스테롤을 과도하게 높이지도 않습니다. 지방을 다시 즐기십시오. 단, 마트에서 구입한 식용유로 굽고 볶고 튀기지 않기를 당부합니다.

14

FAT CUT DIET
2-20 운동법

다이어트를 위해 운동이 필요한 진짜 이유

– 칼로리 소모가 아닌 기초대사량 증가

기초대사량을 늘리는 유일한 방법은 근육량 증가이며 근육량을 늘리는 유일한 방법은 근육에 과부하를 거는 것뿐이다. 근육에 과부하를 거는 가장 좋은 방법은 근육이 수축할 때 정지 자세를 취해 중력에 버티는 것이다.

중력을 이용해서 2일마다 20분 운동을 지속하면 근육이 가장 효율적으로 신속하게 늘어나 기초대사량이 올라가고 가장 경제적인 FAT CUT DIET를 할 수 있다.

조깅, 수영, 요가 등의 유산소운동은 근육량 키우기가 아닌 열량 소모를 위한 운동법이기 때문에 취미로서는 문제없으나 FAT CUT DIET의 효율성에는 부합하지 않는다.

문제는 근육량을 키우려고 하는 웨이트 트레이닝에도 있다. 웨이트 트레이닝을 하는 이들이 근육량을 키우기 위해 한결같이 아령 운동만을 반복하는데, 이 방법으로 근육량을 늘리는 것은 비효율적이다. 왜냐하면 근육은 최대 긴장상태를 유지하고 있을 때, 성장 호르몬이 나와 근육량이 늘기 때문이다.

그러니 웨이트 트레이닝을 하느라 매일같이 1시간을 넘게 헬스장에서 구슬땀을 흘려도 기대한 만큼의 근육은 생기지 않는다. 또한 이 방법은 다수의 사람들이 따라 할 수도 없거니와, 터미네이터가 아닌 이상 기구 운동을 장시간하면 관절 손상을 입게 되어 나이 들어 근력이 떨어졌을 때운동을 하지 않은 사람보다 오히려 관절 퇴행이 빠르게 진행될 수 있다.

지혜로운 운동법은 앉은 자리에서 관절에 부담을 주지않으면서 효과적으로 근육량을 키우는 것이다. 관절 손상

없이 근육에 과부하를 거는 대표적인 방법으로 ① 기마 자
세 ② 윗몸 일으키기 ③ 윗몸 젖히기 ④ 팔 굽히기가 있다.

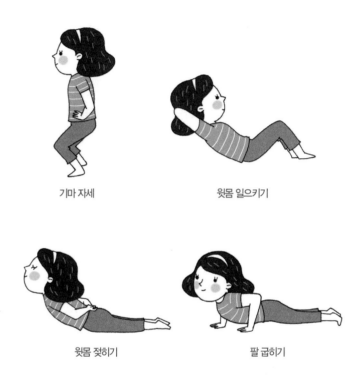

기마 자세

윗몸 일으키기

윗몸 젖히기

팔 굽히기

윗몸 일으키기, 윗몸 젖히기, 팔 굽히기를 할 때의 요체
는 반복적으로 몸을 굴신하는 것이 아니라 몸을 굽히고 젖
힌 상태에서 10~15초간 정지 자세를 취하는 것이다.

앞의 그림에서처럼 윗몸을 일으킨 상태에서 10~15초, 팔을 굽힌 상태에서 10~15초, 윗몸을 젖힌 상태에서 10~15초 버티기를 차례로 반복하여 7분을 채우고 5분간 기마 자세를 취하고 나서 다시 나머지 8분을 반복하여 채운다.

윗몸 일으키기 ➡ 팔 굽히기 ➡ 윗몸 젖히기 ➡ 윗몸 일으키기 ➡ 팔 굽히기 ➡ 기마 자세 ➡ 윗몸 일으키기 ➡ 팔 굽히기 ➡ 윗몸 젖히기

기마 자세는 처음 시도할 때는 3분을 버티기도 힘들지만 격일로 5회 정도를 하고 나면 5분 유지하는 것이 그리 어렵지 않다. 기마 자세를 하고 나면 다른 운동과 달리 묘한 카타르시스도 맛볼 수 있어서 좋다.

지금까지 유산소운동이나 웨이트 트레이닝을 지속하여 어떤 효과가 있었는가. 근육이 점점 주름 잡힌 지방 밑으로 숨어 들어가지는 않았는지, 근육 만들기 강박증에 시달리고 있지는 않은지 점검해 보기 바란다.

아마 짐작컨대 장시간 운동 끝에 찾아오는 식욕 반동에 굴복한 나머지 어렵게 떨쳐낸 지방보다 더 큰 지방 덩어리가 뱃속에서 자라나는, 마치 히드라와의 싸움 같은 소모전

FATCUTDIET

을 지속해 왔을 것이다. 히드라와의 싸움, 과호흡으로 인한 활성산소와의 전쟁 때문에 운동 전보다 얼굴색은 더 거칠어지고, 과도한 웨이트 트레이닝으로 생긴 젖산이 쌓여 있는 근육마다 여기저기 찜질 파스를 붙였던 경험들이 있을 것이다.

운동 후 반동하는 식욕에 복종하여 손쉽게 택하는 것이 대부분 청량음료나 탄수화물로 된 인스턴트 식품이기 때문에 탄수화물 섭취로 인한 지방 축적의 파고가 운동의 지방 연소 효과를 삼켜버리고 마는 것이다. 운동 후 탄수화물 섭취는 FAT CUT 작업에 재를 뿌리고 고춧가루를 타는 일이다.

'2-20 운동법'은 운동으로 발생한 젖산이 분해될 수 있는 시간을 충분히 확보하기 위한 배려와, 중력에 버티는 맨손 운동을 20분만 하는 것으로도 충분하다는 효율성에서 나온 운동방법이다. 이 운동법은 ① 반복적인 굴신으로 인한 관절 손상을 방지하며 ② 근육에 과부하를 거는 정지 자세를 이용해 신속하게 근육량을 키울 수 있고 ③ 하루 걸러 하기 때문에 젖산이 축적되어 생기는 혈액 순환 장애를 예방할 수 있다는 점에서 매우 합리적이다.

세포에 충분한 산소가 공급되지 않으면 포도당은 젖산이 되어 쌓이게 된다. 흔히 피로물질 또는 통증물질이라고 하는 젖산은 혈중 수소이온 농도를 증가시켜 혈구간의 반발력을 떨어뜨림으로써 혈액이 서로 엉기게 만든다. 운동이 끝나고도 며칠간 근육통이 사라지지 않고 있다면 이것은 무산소운동으로 젖산이 과하게 생겼다는 뜻이다.

운동 후 젖산이 쌓이지 않게 하려면, 페어런트 오메가-3.6를 운동 30~40분 전과 취침 전 3,000~4,500밀리그램씩 섭취한다. 이것은 세포에 공급하는 산소량을 늘려주기 위함이다. 그러면 운동 지속력도 커지고 젖산 처리 능력도 좋아진다.

젖산은 산소가 충분히 공급되면 피루브산으로 바뀌어 ATP를 만드는 연료로 활용되고 물과 이산화탄소로 분해되어 몸 밖으로 배출된다.

그렇다면 '2일마다 20분 운동법'을 통해 얻을 수 있는 지방 감소량은 얼마나 될까.

2-20 운동법은 중력에 저항하여 정지 자세를 유지하는 운동법이기 때문에 운동하는 동안 많은 열량 소모가 일어

나고, 근육에 부하를 걸어 근육량을 키우는 운동법이기 때문에 쉴 때나 취침 중에도 열량 소모가 지속적으로 일어나 효율적인 지방 감량을 기대할 수 있다는 장점이 있다.

'2-20 운동법'으로 20분간 운동한다면 약 200킬로칼로리가 소모될 것이다_{몸무게 60kg 기준, 윗몸 일으키기는 20분간 180kcal를 소모한다.}

따라서 1회 '2-20 운동법'으로 지방 약 22그램_{200kcal/9(kcal/g)}을 태울 수 있다. 2-20 운동을 통해 근육량이 늘어나 기초대사량이 10퍼센트 증가한다면 기초대사량은 1,400킬로칼로리에서 1,540킬로칼로리로 커진다_{기초대사량은 체지방 측정기로 체크할 수 있다.}

'누구나 원하는 만큼 지방만 뺄 수 있는 FAT CUT DIET 법'에서 체중 65킬로그램인 와우美 씨는 FAT ZERO 모드 식사_{탄수화물과 지방 제한 식이, 단백질 권장 식이}로 10일간 체지방 3킬로그램을 CUT해 낼 수 있었다.

와우美 씨가 2-20 운동을 병행한다면 FAT ZERO 모드 식사로만 진행했을 때보다 체지방을 10퍼센트 이상 감량할 수 있다. 10일간의 2-20 운동으로 줄어든 지방량은 약 500그램에 불과하지만 티끌이 모여 태산이 된다고 하였다. 2-20 운동 병행기간이 100일이 지나면 5킬로그램이 된다.

10일간의 지방 감소량 계산은 다음과 같다.

2-20 운동 전 하루 12시간 활동으로 소모되는 열량 2,000kcal [1,600kcal+400kcal : 10시간 회사일로 1,600kcal시간당 160kcal 소모, 2시간 출퇴근 · 가사일로 400kcal시간당 200kcal 소모]는 2-20 운동으로 신진대사량이 10% 증가하여 2,200kcal가 된다. 2,200kcal에는 기초대사량이 포함되어 있으므로 기초대사로 소모되는 열량을 제외한 12시간 순수 활동으로 소모되는 열량은 1,428kcal(2,200kcal-1,544kcal÷2)다.
따라서 하루 동안 소모되는 열량은 약 3,172kcal(기초대사량 1,544kcal + 순수 활동에너지 1,428kcal + 2-20 운동 소모량 200kcal)가 된다.
이 3,172kcal를 FAT ZERO 모드 식사[단백질 식사 : 793g(3,172kcal ÷ 4kcal/g)]로 진행하면 하루 체지방 352g(3,172kcal÷9kcal/g)이 줄어, 10일간 체지방 3.5kg을 줄일 수 있다.

탄수화물이라는 역풍만 만나지 않는다면 누구나 '요요 섬'이 아닌 '지방으로부터 자유로운 섬'으로 순항해 나갈 수 있다.

누가 먼저 그곳에 닻을 내리는가는 FAT ZERO 모드와 FAT DOWN 모드를 운영하는 항해술과 '2일마다 20분 운동'의 충실도에 달려 있다.

2-20 운동으로 최적의 FAT CUT 효과를 보려면

① 가급적 운동 전 2시간에서 운동 후 2시간, 적어도 운

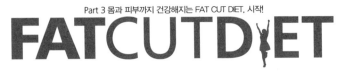

FATCUTDIET

동 전 최소 1시간에서 운동 후 1시간 사이에는 탄수화물을 먹지 않는다_{견과류, 날계란, 육포, 치즈는 먹어도 좋다}. 그러면 몸은 자연히 지방세포의 지방을 꺼내서 연료로 사용하게 되어 운동으로 인한 체지방 감소 효과를 최대로 볼 수 있다. 운동 전에 탄수화물을 섭취하라는 트레이너의 조언은 FAT CUT DIET 진행을 막는 적색 신호등이다.

② 앞서 얘기했듯이 운동 30~40분 전, 페어런트 오메가-3와 오메가-6를 합하여 1,500밀리그램을 섭취한다. 그러면 세포에 산소 공급량이 늘어나 운동 지속력이 증가하고 피로물질이 신속히 분해되어 빠르게 회복할 수 있다.

FAT CUT DIET 2-20 운동법을 통해 신이 유전자에 새겨 놓은 원래의 조각 몸매를 찾을 수 있을 것이다.

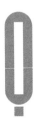

다이어트 중
무산소운동 vs 유산소운동

다이어트만을 놓고 볼 때 바람직한 운동 처방은 2-20 운동법과 같은 근육에 부하를 거는 운동, 즉 무산소운동입니다. 무산소운동으로 근육량을 키우면 운동 중은 물론 비활동 시간에도 불어난 근육조직이 지방을 태우기 때문에 신속히 체지방을 감소시킬 수 있습니다. 유산소운동도 오래 하면 근육이 붙어나 기초 신진대사량이 늘어나지만, 운동 효율이 무산소운동에 미치지 못합니다.

유산소운동은 언제 해도 상관없습니다. 탄수화물 위주로 식사를 한 경우, 식사 후 바로 의자에 앉거나 눕게 되면 에너지로 사용되지 않은 과량의 탄수화물이 지방으로 전환되므로 다음 식사 이전까지 섭취 열량을 모두 태울 수 있도록 배드민턴이나 수영, 자전거 하이킹 등, 각자 기호에 맞는 유산소운동을 합니다.

요요,
비과학적 다이어트의
태생적 한계

요요 : 저칼로리 다이어트 후 탄수화물을 제한 없이 먹은 결과이며

근육 감소로 기초대사량이 줄어 생기는 필연이다

요요YoYo는 다시 돌아온다는 뜻의 필리핀 말이다. 다이어
트 후에 찾아오는 요요 현상은 잘못된 다이어트의 해악이
다. 적게 먹고 많이 움직이라고 주문하는 모든 다이어트법
의 종착역이 요요다.

먹고 남은 칼로리가 살이 된다는 '칼로리 이론'이 지배하

고 있는 지금까지의 다이어트 패러다임에서 요요는 숙명일 수밖에 없다. 북극곰이 고양이 밥상으로 건강을 유지할 수 없는 것처럼 쫄쫄 굶다시피 기초대사량 이하로 먹는 초저칼로리 다이어트는 근육세포, 항체, 효소 형성 등에 꼭 필요한 핵심 영양소인 단백질 섭취까지도 제한하기 때문에 당연히 다이어트를 하고 나면 근육량이 줄어 있게 마련이다. 그래서 필자는 초저칼로리 다이어트를 PROTEIN단백질 CUT DIET라고 부른다.

초저칼로리 다이어트를 하면서, 혹은 하고 나서 탄수화물 제한이라는 안전핀이 제거된 식사를 하게 되면 동면을

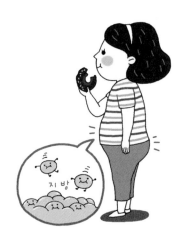

앞둔 로키산맥의 그리즐리 베어처럼 복부와 둔부의 지방 저장고에 지방이 가득히 쌓이게 된다.

'다이어트는 성공할 수 없는 도박'이라고 주장하는 사람들의 말이 언뜻 설득력 있어 보이는 것은 다이어트 시도 전보다 시도 후 몸이 더 망가져 있는 경우를 흔히 볼 수 있기 때문이다.

바람직한 다이어트란 지방만 제거하고 요요는 없는 과학다이어트, FAT CUT DIET다.

현대의학과 영양의학은 잡초의 잎을 자를 것인가, 뿌리를 뽑을 것인가란 기준점으로 구분된다.

의료기관에서 행하는 대부분의 처방에는 교감신경을 흥분시켜 열 생산량을 늘리거나 소장에서의 지방 흡수를 차단하기 위해 LD50 Lethal Dose 50, 반수치사량: 실험동물 50%를 사망케 할 수 있는 약물의 양 값을 갖고 있는 약이 동원되기 때문에 복용 후 나타나는 부작용의 위험을 감수해야 한다.

대들보를 바로잡는 규모의 'FAT CUT이라는 대사 시스템 교정 작업'을 문틀을 손보는 정도의 지엽적 방법으로 접근하려 드는 현대의학은 성공 다이어트를 위한 전략으로 삼기에는 자격 부족이다.

잊지 않아야 할 것은 어떤 질병도 효소 기능을 정상화하고 인체의 엔트로피 값을 감소시키는 방법이 아니라면 그 결과는 재발일 수밖에 없다는 사실이다. 요요는 비만이라는 질병이 재발한 증거다.

성공적인 다이어트란 요요가 없어야 하며 다이어트 진행 후 혈액학적으로 건강 상태 개선을 확인할 수 있는 것이어

다음 중 어떤 식사 패턴이 요요 없는 FAT CUT DIET에 성공할 수 있을까?

	칼로리	단백질(g)	지방(g)	탄수화물(g)
① 저칼로리 다이어트	1,500	45	40	240
② 초저칼로리 다이어트	1,012	38	20	170
③ 고칼로리 다이어트	2,010	200	90	100

① 살은 계속 찌고 배는 항상 고프다. 항시 피곤하다.
② 다이어트를 유지할 수 없다.
③ 성공적인 FAT CUT을 할 수 있다. 쉽게 살이 빠지며, 배고프지도 피곤하지도 않다. 또한 혈액 상태가 개선될 수 있다.

③은 전형적인 FAT DOWN 모드 식사법이다. 이와 같이 했을 때에만 요요 없는 성공 다이어트가 가능하다.

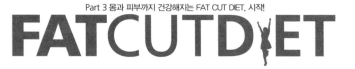

야 한다. 탄수화물 제한이라는 궤도에서 벗어나지만 않는다면 요요는 원천적으로 차단할 수 있고, 혈액학적인 건강 증진을 위해서는 FAT CUT DIET 식단에 효소와 페어런트 오메가-3, 오메가-6, 비타민, 미네랄, 식물내재 영양소 등을 지속적으로 공급하면 된다.

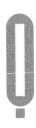

다이어트 정체기, 그 이유와 극복 방법은 무엇일까요?

다이어트 과정에서 생길 수 있는 정체기라는 것은 감정상의 정체기와는 전혀 다른 성질의 것입니다. 다이어트 실패의 원인이 '(초)저칼로리 식단 유지 후 탄수화물 식이'인 것과 마찬가지로 정체기가 찾아오는 것은 탄수화물 통제의 끈이 느슨해진 탓입니다. 고장 난 나침반을 가지고는 항해에 성공할 수 없듯이 '칼로리 이론과 저효율 운동 이론'을 나침반 삼아 출발한 다이어트는 요요로 인해 좌초하거나 공해상을 맴돌며 정체하게 됩니다. 적게 먹고 많이 움직이라는 항해술을 따르다가는 항구에 닻을 내릴 수 없을 것입니다.

FAT CUT DIET를 충실히 실천하면 정체를 쉽게 벗어날 수 있습니다.

16

식욕을 통제해주는
생활수칙 3가지

11시 이전에 잠들어라

'하루 두 끼가 적합한가, 세 끼를 먹어야 하는가' 란 질문
에 대해 학자마다 설이 다
르지만 식욕 촉진 호르
몬 그렐린의 24시간
분비 동향을 살펴
보면 인체는 하루
네 끼를 원하고 있

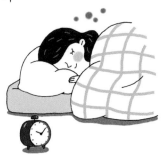

다고 볼 수 있다.

　오전 8시, 정오, 저녁 6시경에 그렐린이 분출되면서 배가 고프기 시작한다. 그때 식욕 억제 호르몬 렙틴leptin, 그리스어 leptos는 '빼빼 마른'이란 뜻이다의 분비량은 바닥으로 내려가 있어서 식욕 통제권을 그렐린이 쥐게 된다.

　그런데 자정 무렵이 되어 그렐린이 다시 한 번 솟구쳐오를 때는 렙틴도 동반 상승하여 아군기와 적기가 제공권 장악을 다투듯 서로 식욕 통제권 쟁탈전을 벌이는 상황이 벌어진다.

　렙틴과 그렐린의 전투는 대부분 그렐린의 승리로 끝난

■식욕 호르몬의 변화■

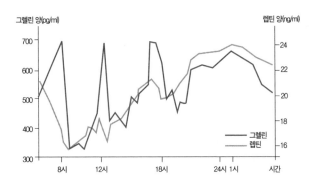

다. 그렐린이 승리하여 전리품으로 라면 봉지를 만지작거리지 않으려면 그렐린이 승전보를 울리는 시간인 24시 이전에 곤히 잠들어 있어야만 한다. 11시가 넘어서 냉장고 앞을 서성이고 있다면 '식욕 호르몬의 변화' 그래프를 기억하기 바란다.

식사하면서 딴짓을 하라

우리의 식사 예절은 '밥 먹을 때는 밥만 먹어라'였다. 그러나 체지방을 감량 중인 사람에게 이것은 과학적 배려가 부족한 말이다.

지방 식사 후 20분이 지나면 '20분 호르몬 콜레시스토키닌'이 분비된다. 이 호르몬은 '이제 식사 그만'을 가능하게 하는 호르몬이다. 이 호르몬의 도움을 받으려면 즐거운 대화를 하면서, 혼자 먹을 때라면 신문도 보고 TV도 보면서 식사 시간이 40분을 넘게 한다.

식사 중간마다 접시를 날라야 하는 뷔페식은 콜레시스토

키닌 작용을 이용하기에 가장 좋은 식사법이다. 뷔페식 전부를 즐기면서 FAT DOWN 모드를 유지하고 싶다면 어떤 순서로 음식 코너를 공략하는 게 좋을까?

생리학을 적용하여 다음 순서대로 코스를 공략한다면 식도락의 즐거움과 날씬한 몸매 모두를 놓치지 않을 수 있다.

기억할 것은 번호가 증가할수록 지방 저장 위험도와 당화율이 높아진다는 사실이다.

① 처음 10분간 : 단백질 코너 닭가슴살, 갑각류, 어패류

② 10분 후~20분 : 지방 코너 등심, 삼겹살, 갈비

※ 20분 후~30분 : 야채 코너를 통해 무기질과 비타민을 섭취한다.

③ 30분 후~40분 : 탄수화물 코너 죽, 국수, 빵, 파스타, 피자

④ 식사 40분~종료시 : 과일, 음료

①~③ 모두 굽고 튀기고 볶지 않은 음식으로 섭취한다.

일주간의 FAT DOWN 모드를 유지한 자신에게 상을 주고 싶은 날에는 튀긴 감자, 튀긴 닭, 피자, 콜라를 즐겨도 좋다.

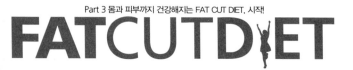

Part 3 몸과 피부까지 건강해지는 FAT CUT DIET, 시작!

FATCUTDIET

견과류 주머니를 들고 다녀라

탄수화물 위주의 오랜 식습관을 하루아침에 교정하기란 쉽지 않다. 틈틈이 먹는 군것질 재료가 대부분 탄수화물 위주이기 때문에 FAT CUT DIET의 복병은 세 끼 식사보다 오히려 간식일 수 있다.

지방과 단백질로 된 군것질거리를 준비해 두었다가 시장기를 느낄 때마다 먹을 수 있다면 FAT CUT DIET의 공든 탑은 무너지지 않는다. 견과류아몬드, 피스타치오, 호두를 작은 주머니나 용기에 넣어 가지고 다니면서 주전부리로 먹으면 '공복감 해소, 저작 욕구 충족, 불포화지방산 섭취'라는 세 마리

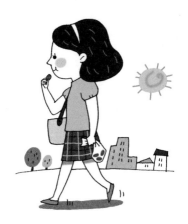

토끼를 잡을 수 있다.

견과류와 함께 건강식품 보조제로 페어런트 오메가-3, 6를 복용한다면 탄수화물 탐닉의 사슬에서 벗어나기가 좀 더 수월해진다.

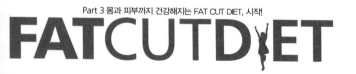

Part 3 몸과 피부까지 건강해지는 FAT CUT DIET, 시작!

FATCUTDIET

운동 후에 밀려오는 식욕, 어떻게 하면 좋을까요?

운동 후에 식욕 반동이 일어나는 것은 당연합니다. 운동 30~40분 전에 페어런트 오메가-3, 6을 1,500mg 정도 섭취하면 세포 내 산소 공급량이 늘어나 연소 효율이 높아져 식욕 반동을 통제하기가 쉬워지고 지구력도 향상됩니다. 단백질 위주의 간식이라면 운동 직전이나 직후에 드셔도 상관없습니다. 물론 운동으로 최대의 체지방 감소 효과를 보려면 탄수화물은 운동 전 2시간에서 운동 후 2시간 사이 즉, 4시간 동안은 먹지 않아야 합니다.

17

맑고 투명한 피부 – FAT CUT DIET 궁극의 목표

이너 케어_{innercare} + 아웃 케어_{outcare}로 최고의 피부를 만든다

FAT CUT DIET에 임하는 다이어터들의 마음은 '체중 감량만 할 수 있다면…'이리라. 그러나 체중 감량이란 소박한 꿈이 이루어지고 나면 만족은 잠시, S라인과 X라인으로 시선이 옮겨가 있을 것이다.

그렇다면 라인이 갖춰진 다음에는 어떤 꿈이 자라게 될까? 체중 감량이라는 1차 관문을 넘어보지도 못한 다이어터에게는 너무도 야무진 꿈이지만, 라인이 살아나게 되면 거울 앞에 앉아 이런 로망을 그리게 될 것이다.

Part 3 몸과 피부까지 건강해지는 FAT CUT DIET, 시작!

FATCUTDIET

'신호등 건너편에서 내 피부가 눈에 가장 잘 띄었으면, 맨 얼굴이 화장한 얼굴보다 빛나 보였으면….'

누구나 말을 타면 경마 잡히고 싶게 마련이다. FAT CUT 이란 말을 타고 있다 보면 '맨 얼굴이 진달래 꽃잎이 되는' 경마를 잡히고 싶을 것이다. FAT CUT DIET는 FAT만을 CUT해 내는 과학 다이어트를 실현해 냈던 것처럼 '과학 스킨 케어'도 이루어낼 수 있다.

눈 구조적으로는 뇌의 일부이 마음의 창이라면 피부는 내장의 창이다. 유리판 두 장이 겹쳐 있는 자동차의 안전유리처럼 피부는 중배엽에서 자란 진피와 외배엽이 키운 표피가 합체되어 만들어진다. 이처럼 피부는 다른 장기와 달리 중배엽과 외배엽이 합쳐져 만들어지기 때문에 태생적으로 같은 배엽 출신의 여러 장기와 긴밀하게 공명한다. 그래서 피부는 내부 장기 상태를 가장 잘 반영하는 거울로 활용되는 것이다. 한의학에서도 진단 방법 중의 하나로 안면 부위의 빛깔 변화 여부로 각 장기의 병증을 파악하는 관형찰색觀形察色을 이용한다.

따라서 맑고 빛나는 최적화된 피부 상태를 위해서는 피

부 안과 밖을 교정하는 이너 케어와 아웃 케어가 동시에 이루어져야만 한다. 물론 기둥과 대들보를 바로잡으면 기울어진 집이 바로 서듯이, 몸 속이 좋아지면 시간차를 두고 자연히 피부도 상당 부분 좋아지게 마련이다.

이 책을 읽으며 지금까지의 다이어트가 과학과는 한참 먼 거리에 있었음을 깨달았을 것이다. 그보다 더 놀라운 사실은 스킨 케어 영역 또한 피부 과학과 정확히 반대편에서 진행되고 있었다는 사실이다. 단 한 가지 질문만 던져보아도 이 말이 결코 지나친 표현이 아님을 알 수 있다.

피부는 흡수 기관인가, 배설 기관인가?

누구나 알고 있듯이 피부는 배설기관이다. 소장 같은 영양 흡수기관이 아니다. 피부가 맡은 일이 흡수가 아닌 배출인데도 화장품 회사들은 '피부에 좀 더 많은 영양분을 좀 더 빠르게, 좀 더 깊숙이 넣어주자'는 구호만을 외치고 있다. 이렇게 화장품 회사 주도로 배설이 이루어질 곳에서 흡수가 진행되는 피부 역주행이 벌어진 결과 피부 트러블이 발생하게 되었다. 고속도로 역주행이 필연적으로 사고를 유발하듯 말이다.

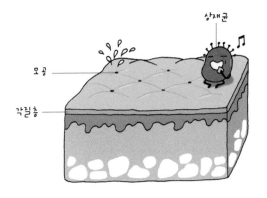

상재균

모공

각질층

　몸 안에서는 지방이 넘쳐나는데 왜 피부는 기아에 허덕이고 있는 것일까? 피부 과학은 그 답을 말해 줄 수 있다.

　스위치를 눌러야 전구에 불이 켜지듯, 피부는 각질층, 모공, 상재균이라는 스위치 3개가 ON 위치에 있을 때에만 비로소 본래의 기능을 충실히 수행할 수 있다.

　① 각질층 : 자외선 차단, 병원미생물 차단, 피지 분비 on-off 기능, 유수분 유지 기능

　② 모공 : 피지의 원활한 배출과 피부 호흡 담당

　③ 상재균 : 각질층에 거주하면서 피지를 먹고 지방산을 배출, 피부를 약산성 상태에 머물게 함

이 세 개 스위치가 동시에 켜진 피부만이 신호등 건너편에서도 빛나 보일 수 있다.

그런데 샴푸와 클렌저, 화장품에 들어 있는 계면활성제, 각종 화학첨가물은 피부의 메인 스위치인 각질층을 파괴하여 각질의 유수분 유지 기능, 피지 분비 조절 기능을 잃게 한다. 또한 화장품의 오일 성분은 모공을 막아 피부 호흡과 피지 배출을 방해하여 모공 주위를 염증 지역으로 만든다. '신선놀음에 도낏자루 썩는지 모른다'는 말처럼 합성계면활성제 샴푸로 잠시 개운함을, 오일 성분 화장품으로 잠시 촉촉함을 맛보는 만족감에 피부가 피폐해지는 줄도 모르며 지내왔던 것이다.

이렇게 거울 앞에서 아침저녁으로 마주했던 샴푸와 화장품에 의해 각질층이 파괴되고 피부세포가 염증 상태에 빠져들면서 혈관은 고지혈증을 겪을 정도로 영양분이 넘치는데 피부는 굶주림에 허덕이는 '풍요 속 빈곤'이라는 모순을 겪고 있다.

계면활성제는 각질세포 사이의 틈을 메우고 있는 간지질액을 녹여 피부를 건성으로 만들고, 상재균의 주거 공간인 각질층을 파괴한다. 이것으로도 모자라 대부분 천연 각질

제거제라는 AHA성분이 들어 있는 화장품을 사용하고 있기 때문에 각질층은 쉴 없이 협공을 당하고 있다. 피부가 약산성을 띠고 병원미생물에 대해 면역 기능을 유지할 수 있는 것은 피지를 먹고 지방산을 배설하는 상재균 덕분이다.

계면활성제와 화학첨가물, 오일 성분으로 만들어진 화장품의 사용기간과 양에 따라 피부는 건성, 민감성, 지성, 악건성 순으로 악화되어 간다. 따라서 현대인의 피부는 4단계 중 어떤 상태에든 속해 있기 마련이다.

각질층이 손상되면 유수분 유지 기능이 떨어져 피부는 건조해지고 중금속, 오염물질, 자외선에 민감한 피부가 된다. 건성인 상태에 대한 보상기전으로 피지 분비가 활발해져 민감성 피부는 지성으로 바뀌고, 피지 분비 기능 항진

■ 순차적 피부 악화 ■

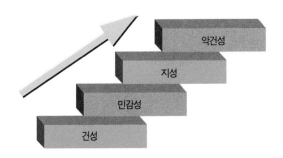

후 찾아오는 피지 분비 기능 저하로 피부는 악건성이라는 종착역에 도착한다. 이것이 피부 병리 전개의 기본 얼개다.

피부 트러블이라고 하는 것은 미약하게든 심하게든 피부에 염증이 발생한 상태를 말한다. 염증은 피부 세포막과 미토콘드리아막에 미세한 상처를 내는데, 미토콘드리아막에 상처가 나면 미토콘드리아의 산소 호흡량이 줄어들어 생체 건전지인 ATP 생산량이 감소하게 된다.

세포는 미토콘드리아가 만들어낸 ATP 에너지를 이용, 세포 사이사이 공간을 채우고 있는 세포간질액으로부터 포도당 같은 영양분을 능동적으로 흡수한다. 그래서 피부가 염증 상태에 오래 머물러 있게 되면 세포 주위에 영양분이 가득하더라도 피부는 만성 영양 결핍을 벗어날 수 없다.

만성 염증 상태에서는 피부에 영양 보급이 제대로 이루어지지 않는다. 그래서 피부 재생이 원활하지 못해 턴 오버 turn over, 피부각화주기가 길어져 피부가 칙칙해지고 기미, 주근깨가 한자리에 오래 머물게 된다.

이러한 염증 상태를 개선시킬 수 있는 구원투수가 바로 FAT CUT DIET다. FAT CUT하기 위해 적용했던 조치들을 그대로 실행에 옮긴다면 누구나 샘나는 피부의 소유자가 될 수 있다. 누구나 부러워하는 피부를 갖기 위한 비결의 요체는 FAT CUT DIET 방법과 다르지 않기 때문이다.

다음의 수칙을 기억하고 실천한다면 엔트로피 값이 떨어진 피부는 반드시 밝아질 것이다.

1. 탄수화물을 제한하여 고인슐린혈증을 피한다

고인슐린은 염증을 일으키는 물질이 지속적으로 만들어지도록 독려하는 채찍이다. 탄수화물을 FAT DOWN 모드 정도로 제한한다면 염증 활성화를 막을 수 있다.

2. 굽고 튀기고 볶은 음식을 먹지 않는다

대신 페어런트 오메가-3, 6를 충분히 공급해주면 염증이 꺼지고 산소 호흡이 원활해진다. 그래서 피부 세포는 영양분을 신속히 흡수하여 28일마다 허물 벗는 일을 잊지 않게 된다.

3. 비타민과 미네랄을 매일 섭취한다

일일 효소식을 실천하고 비타민, 미네랄, 식물내재 영양소 섭취 또한 일과가 되어야 한다.

피부세포가 기능을 유지하는 것 또한 세포막에서 찰나의 휴식도 없이 대사를 진행하고 있는 효소의 성실함 덕분이다. 4만여 가지 효소가 적재적소에서 자신의 책무를 다하고 있을 때, 비로소 건강한 피부미인이 될 수 있다.

4만여 가지 효소의 작업은 마치 오케스트라의 교향악 연주와 같다. 어느 한 악기가 돌출음을 내면 연주회가 엉망이 되듯, 어느 한 가지 일_{대부분 음식물 소화}에 과량의 효소가 동원되면 '효소 총량 일정의 법칙'에 의해 효소 생산 시스템의 균형이 깨져 다른 쪽 일에 허점이 발생하게 된다. 그 허점이 발생한 지역이 피부일 때, 피부 트러블이 일어나는 것이다.

효소의 인체 경영이 교향악 연주처럼 불협화음 없이 진행되려면 양질의 단백질과 비타민, 미네랄, 식물내재 영양소 등을 충분히 섭취하도록 신경 써야 한다.

FAT CUT DIET 법과 함께 각질을 손상시키지 않는 샴푸, 화장품을 사용한다면 더 이상 광고 모델이 애써 선전하는 제품 따위는 미련 없이 흘려버릴 수 있을 것이다.

현재 화학물질 무첨가, 무오일 다당체 샴푸와 인공간질액_{세포 사이를 메우고 있는 세포 영양 물질}으로 만든 화장품이 개발되어 있다. 다당체 샴푸는 합성계면활성제의 도움 없이 다당체의 포접 반응을 이용, 노폐물을 제거하여 모공을 개방시킨다. 인공간질액 화장품은 삼투압 현상을 일으켜 기저층에 있는 영양물질을 각질층 쪽으로 이동시켜 피부가 영양분을 자체 조달할 수 있게 해준다. 피부가 온전해지기 위한 세 개 스위치 '각질층, 모공, 상재균'을 손상시키지 않는 화장품만이 피부가 환영하는 화장품이다.

FAT CUT DIET로 최적의 이너 케어를, 삼투압 화장품으로 최적의 아웃 케어를 이루어, 누구나 탐낼 만큼 안과 밖 모두가 멋진 자신을 만들어보기 바란다.

Q

과도한 체중감량 후
피부 탄력이 떨어졌을 때는
어떻게 하면 좋을까요?

과학적인 다이어트를 했다면 얼굴이 수척해지거나 피부 탄력
이 떨어지지 않을 것입니다. 굶는 다이어트로 지방과 단백질
섭취량이 급감하면서 피부 구조를 유지시켜 주는 콜라겐 단백
질이 부족해지고 세포막 유동성 확보에 필요한 지방질이 결핍
되면 피부가 탄력을 잃게 됩니다. 제대로 된 과학 다이어트를
해야 하는 이유가 여기에 있습니다.

보너스

FAT CUT DIET
더 궁금한 것 몇 가지

Q1 다이어트 기간 중 잠은 몇 시간 정도가 적정한가요?

신체 리듬을 유지하는 데 있어 잠만큼 중요한 균형추도 없습니다. 수면 부족은 활력과 의욕을 감소시켜 활동량 부족을 불러옵니다. 건강한 신진대사가 이루어질 때 다이어트도 성공할 수 있습니다.

수면 시간은 7~8시간이 적당하며 소음과 빛이 차단된 방에서 수면을 취하십시오. 소음과 빛은 수면의 질을 떨어뜨립니다. 점심식사 후 20~30분 정도의 낮잠은 과긴장된 교감신경을 풀어주어 인슐린 분비를 감소시키고 오후 활동량을 증가시켜 활동대사량을 늘려줍니다. 따라서 상황이 허락한다면 낮잠을 자면 좋습니다.

보너스 FAT CUT DIET! 더 궁금한 것 몇 가지
FATCUTDIET

Q2
다이어트 보조식품, 식욕억제제, 다이어트 패치, 다이어트복…
정말 효과가 있는 건가요?

광고효과 혹은 유행 같은 것이라고 할 수 있습니다. 식이섬유를 주성분으로 하는 보조식품은 장 청소를 통해 일시적인 장의 엔트로피 감소 효과를 볼 수 있으나 지방세포에 지방이 축적되는 비만화의 핵심 메커니즘 차단과는 거리가 먼 지엽적인 방법에 불과합니다. 식욕억제제는 교감신경을 흥분시켜 식욕을 감퇴시키는데, 이는 자율신경의 안정을 깨뜨리기 때문에 몸 전체에 문제를 일으킬 수 있고 심장에 부담을 줄 수도 있습니다.

비만을 요요 없이 안전하게 해결하는 방법은 전신의 대사체계를 바로잡는 것뿐입니다. 이런 일을 일시적, 지엽적인 수단으로 정상화하려는 것은 시간과 돈을 낭비하는 일입니다. 다이어트 패치나 다이어트 의복 따위들 또한 전면전을 치루어야 할 상황을 국지전으로 막아보려는 전략 오류에서 나온 잘못된 전술입니다.

Q3 다이어트 중에 찾아오는 스트레스, 강박증, 폭식증은 어떻게 대처해야 하나요?

두려움은 무지에서 옵니다. 수영을 잘하면 깊은 물이 두렵지 않고, 낙하산을 펼 줄 알면 고공낙하도 두렵지 않죠. 스트레스는 문제를 해결할 수 없다는 좌절감에서 나오는 반향입니다. 강박증은 자신감이 부족하여 여유를 상실한 결과이지요. 통제력을 잃는 것 역시 문제 해결 능력 부족에서 옵니다.

과학 다이어트는 어두운 바다의 등대가 될 것입니다. FAT CUT DIET는 독한 의지를 불태우지 않고도 누구나 비만에 대한 고뇌를 해결할 수 있는 과학이기 때문입니다.

보너스 FAT CUT DIET! 더 궁금한 것 몇 가지

FATCUTDIET

Q4 임신 중, 산후 체중 조절은 어떻게 하는 것이 좋을까요?

임신 중에도 FAT DOWN 모드의 식사를 할 수 있다면 건강한 아이를 출산할 수 있을 것입니다. 산후에 체중이 증가하는 까닭은 산후조리 중 FAT DOWN 모드를 벗어난 식사를 했기 때문입니다. 특히 임신 중에는 태아의 (뇌신경)세포를 만들기 위한 모체 오메가-3, 6 요구량이 커지므로 영양소 섭취 범위가 칼슘, 엽산, 철분으로만 국한되어서는 안 됩니다. 엄마가 섭취하는 양이 적으면 아기는 엄마로부터 모체 오메가-3, 6를 빼와서라도 자신의 요구량을 충족시키고야 맙니다. 모체 필수지방산의 양이 부족해질수록 더 많은 셀룰라이트가 생깁니다. 셀룰라이트가 형성될 정도로 모체 필수지방산의 섭취량이 적으면 출산 후 우울증과 탄수화물 탐닉에 빠지기 쉽습니다. 따라서 임신 전부터 임신 중, 모유 수유 기간에 이르기까지 FAT DOWN 모드 식사를 하면서 FAT CUT DIET 보조식품, 특히 페어런트 오메가-3와 오메가-6을 함께 섭취하여 아기와 엄마의 건강을 유지하십시오.

Q5 운동을 해도 물을 많이 마시면 다이어트 효과가 사라진다고 하는데 정말인가요?

- -

적정 수분 보급량은 체중 1kg당 33ml 정도입니다 60kg 성인 기준 약 2L. 일정 범위의 수분 섭취는 지방 연소에 도움이 되고 노폐물 배출을 도와 체내 엔트로피 값을 낮추어주지만, 적정량을 넘으면 혈액 희석 효과로 공복감을 느껴 음식을 많이 먹게 될 우려가 있습니다.

Q6 고혈압, 갑상선질환 등 지병이 있는 사람은 다이어트할 때 무엇을 주의해야 하나요?

- -

고혈압 환자가 FAT CUT DIET를 진행한다면 증상이 호전될 것입니다. 고혈압은 혈관 퇴행성 질환이므로 동맥경화 악화인 자인 '고탄수화물 식이로 인한 고인슐린혈증'을 차단해야 증상이 개선될 수 있습니다. 1형 당뇨병 환자나 중증의 2형 당뇨병 환자가 지방, 단백질 위주의 FAT CUT DIET 식사를 할 경우 케톤체 생성 증가로 케토산혈증ketoacidosis이 발생할 수 있습니다. 케토산혈증이란 지방과 단백질이 연소될 때 발생하는 부산물인 케톤체에 의해 혈액이 산성화하는 현상을 말합니다. 이런 상황이라면 혈중 케톤체 농도를 관찰할 필요가 있습니다. 중증의 당뇨 환자가 아니라면 FAT CUT DIET로 큰 혜택을 볼 수 있을 것입니다.

갑상선 기능 항진증이나 저하증 모두 자가면역성 질환에 속합니다. 염증성 물질이 많아지면 엔트로피 값이 증가하고 면역 과민반응이 일어나 자가면역 질환이 악화됩니다. 비만은 염증이 발생할 때 혈중농도가 높아지는 CRPc-reactive protein라는 '염증 표지 단백질' 분비를 증가시키는 만성 염증성 질환입니다. 따라서 비만으로부터의 탈출은 염증을 종료시키기 위한 필요조건이지요. FAT CUT DIET가 자가면역 질환자에게 의미있는 까닭은 이것이 엔트로피 값을 낮추어주는 해독 작업이기 때문입니다. 자가면역 질환자가 FAT CUT DIET를 할 경우에는 FAT CUT DIET 보조제 이외에 좀 더 다양한 면역 교정 인자당영양소, 식물성 스테롤 등를 섭취하는 것이 좋습니다.

Q7 밥을 먹으면서도 FAT CUT DIET의 효과를 최대화할 수 있는 방법은?

굶는 다이어트는 다이어트 실패를 전제하는 행위입니다. 살을 빼기 위해 피해야 할 제1번이 굶기입니다. '밥 = 탄수화물'을 '밥 = 단백질, 지방'으로만 바꿀 수 있다면 충분히 먹고도 FAT만 CUT해 낼 수 있습니다. 하지만 백반 위주의 식사를 할 수밖에 없는 상황이라면 쌀밥의 양을 한 끼에 세 수저 이내로 최대한 줄이고 반찬 위주의 식사를 하도록 합니다. 슈퍼마켓에서 판매하는 식용유에는 변성된 오메가-6 기름이 들어 있기 때문에 이를 사용한 나물무침 등은 먹지 않도록 주의해야 합니다.

보너스 FAT CUT DIET! 더 궁금한 것 몇 가지

FATCUTDIET

부록 1

맛있게 살 빼주는 FAT CUT 요리법

조리법 제공: 월간「수퍼레시피」

01 새우 칵테일 & 채소 스틱

재료(2인분)

중하 15마리, 당근 1/2개, 오이 1/2개, 화이트 와인(또는 청주) 3큰술, 통후추 5
알(또는 후춧가루 1/8큰술), 소금 1/2큰술

매콤한 케첩 소스 | 토마토케첩 4큰술, 레몬즙 1큰술(또는 식초 1/2큰술), 고추
냉이 2작은술

만들기

1. 케첩 소스 재료를 골고루 섞는다.

2. 새우는 머리를 떼고 껍질째로 등을 갈라 이쑤시개로 내장
   을 뺀다.

3. 당근은 필러로 껍질을 벗긴 다음 6cm, 1×1cm 두께로 썬
   다. 오이도 같은 크기로 썬다.

4. 냄비에 물(4컵)과 화이트 와인, 통후추, 소금을 넣고 끓어
   오르면 새우를 넣고 1분 정도 데친 다음 바로 찬물에 담
   갔다가 건져 껍질을 벗긴다.

5. 데친 새우, 채소 스틱을 케첩 소스에 찍어 먹는다.

FATCUTD▮ET

02 쌈무 채소 말이

재료(2인분)

쌈무 12장, 프리미엄 맛살 6조각, 오이 1/3개, 노랑 파프리카 1/2개, 무순 약간

연겨자 소스 | 마요네즈 2큰술, 연겨자 1작은술, 식초 1큰술, 설탕 1큰술

만들기

1. 맛살은 길게 2등분한다. 오이는 쌈무 지름에 길이를 맞추고 0.3cm 두께로 채 썬다.
2. 쌈무에 맛살, 오이, 파프리카와 무순을 넣어 돌돌 만다.
3. 소스 재료를 골고루 섞어 완성된 쌈무 채소 말이에 곁들인다.

03 연어 치즈 호밀빵 샌드위치

재료(2인분)

호밀빵(또는 식빵) 4장, 훈제연어 6장, 슬라이스 치즈 2장, 토마토 1/2개, 양파 1/6개, 치커리 6장, 허니 머스터드 소스 2큰술, 마요네즈 3큰술, 통후추 약간 (생략 가능)

만들기

1. 치커리는 찬물에 담갔다가 키친타월에 올려 물기를 제거한다.
2. 달군 팬에 빵을 얹고 중간 불에서 앞뒤로 각 20초씩 굽는다.
3. 토마토와 양파는 모양을 살려 1~1.5cm 두께로 둥글게 썬다.
4. 빵 2개의 한쪽 면에는 허니 머스터드 소스, 나머지 빵 2개의 한쪽 면에는 마요네즈를 바른다.
5. 허니 머스터드 소스를 바른 빵 위에 양파, 토마토, 치커리, 슬라이스 치즈, 훈제연어를 얹고 통후추를 갈아 뿌린 뒤 마요네즈를 바른 빵으로 덮는다.

04 닭가슴살 버섯탕

재료(2인분)

닭가슴살 1/2팩(250g, 2와 1/2쪽), 오이 1/3개, 방울토마토 1개, 참타리버섯(또는 맛타리버섯) 2/3팩(약 130g), 달걀 1개

닭 · 버섯 양념 | 소금 2/3작은술, 참기름 2작은술

육수 | 양파 1/2개, 마늘 2쪽, 대파 1/2대, 물 4컵

육수 양념(3컵 기준) | 통깨 5큰술, 잣 1큰술, 식초 3큰술, 연겨자 2작은술, 설탕 2큰술, 소금 2/3큰술

준비하기

1. 닭가슴살은 육수 재료와 함께 냄비에 넣고 센 불에서 끓인다. 끓어오르면 약한 불로 줄이고 15분 정도 더 끓인 뒤 불을 끈다.

2. 닭가슴살은 건져 식혀서 가늘게 찢고, 육수는 면보에 걸러 냉장고에서 차게 식힌다.

3. 오이는 가늘게 채 썰고, 방울토마토는 2등분한다.

4. 버섯은 밑동을 제거하고 끓는 물에서 1분간 데친 뒤 건져서 체에 받쳐 식힌다. 물기를 꼭 짜서 가늘게 찢는다.

5. 달걀은 흰자와 노른자로 분리하여 각각 지단을 부친 뒤 5cm 길이로 곱게 채 썬다.

만들기

1. 닭가슴살과 버섯은 함께 양념에 버무린다.
2. 통깨와 잣을 블렌더에 넣고 갈다가 덩어리지면 육수(1/2컵)를 조금씩 넣어가며 곱게 더 간다. 남은 육수와 육수 양념을 넣고 잘 섞어 냉동실에서 살얼음을 얼린다.
3. 그릇에 닭가슴살과 버섯, 오이, 달걀지단, 방울토마토를 담고 육수를 부어 먹는다. 국수사리를 조금 넣어 먹어도 좋다.

05 닭가슴살 스테이크

재료(2인분)

닭가슴살 2쪽(250g), 시금치 2줌(100g)(손대중양 15쪽), 방울토마토 12개, 포
도씨유 2큰술, 소금 1/4작은술

고기 밑간 | 포도씨유 2큰술, 파슬리가루 1/2작은술, 소금 1/3작은술, 후춧가루
1/8작은술

소스 | 마요네즈 3큰술, 머스터드 1큰술, 설탕 1큰술

준비하기

1. 닭가슴살에 밑간을 골고루 발라 10분간 재운다.

2. 시금치는 깨끗하게 씻어 밑동을 잘라내고 잎을 가닥가닥
   떼어낸다. 방울토마토는 깨끗하게 씻어 꼭지를 떼어낸다.

3. 소스 재료를 골고루 섞는다.

만들기

1. 달군 팬에 포도씨유(1큰술)를 두르고 시금치를 넣는다. 중
   간 불에서 10초 정도 가볍게 볶다가 소금(1/8작은술)을 넣
   고 잘 섞은 다음 꺼내둔다.

2. 1의 팬에 포도씨유(1큰술)를 더 두르고 방울토마토를 넣는다. 겉이 노릇해질 때까지 20초 정도 볶다가 소금(1/8작은술)으로 간하고 꺼낸다.

3. 2의 팬을 키친타월로 살짝 닦아낸 다음 중간 불로 달궜다가 재운 닭고기와 닭고기를 재웠던 밑간 양념을 모두 넣고 2분 정도 굽는다. 한쪽 면이 노릇하게 익었으면 뒤집어 약한 불로 줄이고 뚜껑을 닫아 5분간 노릇하게 익힌다.

4. 접시에 시금치와 방울토마토를 담고 위에 닭고기 스테이크를 얹은 뒤 소스를 뿌린다.

06 토마토 소스 양배추찜

재료(2인분)

양배춧잎 6장(300g), 쇠고기(다짐육) 150g, 양파 1/2개, 포도씨유 1큰술, 다진 마늘 1작은술, 후춧가루 1/8작은술, 토마토 소스(시판 스파게티 소스) 1과 1/2 컵, 물 1컵

준비하기

1. 양파는 사방 0.3cm 크기로 다진다.
2. 양배추는 중간의 두꺼운 부분을 얇게 저미고 끓는 소금물(물 6컵+소금 1작은술)에 넣고 8분간 삶았다가 꺼내 식힌다.
3. 토마토 소스는 물과 골고루 섞는다.

만들기

1. 달군 팬에 포도씨유를 두르고 양파를 센 불에서 물기가 없어질 때까지 2분 정도 볶아 꺼낸다.
2. 다진 고기에 볶은 양파와 다진 마늘을 넣고 소금, 후춧가루로 간한 뒤 끈기가 생기도록 치대며 반죽한다. 6등분한 다음 6~7cm 길이, 2~3cm 두께의 원기둥 모양으로 길쭉

하게 빚어놓는다.

3. 양배추의 한쪽 끝에 고기 반죽을 길쭉하게 놓고 한 번 만 다음 양쪽 옆부분을 안으로 접고 다시 돌돌 만다.

4. 냄비에 양배추 롤과 토마토 소스를 넣고 중약불에 올려 끓이다가 끓어오르면 소스를 끼얹으며 3분 정도 익힌다.

5. 뚜껑을 덮고 약한 불로 줄여 10분간 더 익힌다.

07 프레시 모차렐라 햄버그 스테이크

재료(2인분)

다진 쇠고기(갈빗살 또는 채끝살) 180g, 다진 돼지고기(등심 또는 안심) 60g, 프레시 모차렐라 치즈 60g(30g짜리 2개), 양파 1/2개(100g), 빵가루 1/2컵, 달걀 1/2개, 밀가루 2큰술, 소금 1/2작은술, 후춧가루 1/8작은술, 버터 2큰술, 포도씨유 1/2큰술

버섯 스테이크 소스 ┃ 양송이버섯 5개, 브로콜리 1/4송이(50g), 다진 양파 1큰술, 다진 마늘 1작은술, 돈가스 소스 1큰술, 토마토케첩 3큰술, 물엿 1큰술, 버터 1큰술, 물 5큰술, 소금 1/4작은술, 후춧가루 1/8작은술

준비하기

1. 쇠고기와 돼지고기를 각각 키친타월로 살짝 눌러 핏물을 뺀다.
2. 양파는 잘게 다져 소스에 넣을 1큰술을 따로 준비해 둔다. 소스에 넣을 마늘도 잘게 다진다.
3. 소스에 넣을 양송이버섯은 모양을 살려 0.5cm 두께로 썬다.
4. 달군 팬에 버터(1/2큰술)를 녹인 다음 다진 양파를 넣고 중

간 불에서 2분 정도 볶아 덜어낸다.

5. 소스에 넣을 브로콜리는 한입 크기의 작은 송이로 떼어 끓는 소금물(물 2컵+소금 1큰술)에 3분 정도 데친 다음 체에 밭쳐 재빨리 찬물로 헹군 후 물기를 뺀다.

6. 빵가루에 분무기로 물을 1~2번 뿌려 촉촉하게 준비한다.

만들기

1. 볼에 쇠고기, 돼지고기, 볶은 양파, 빵가루를 넣고 골고루 섞은 후 달걀, 밀가루, 소금, 후춧가루를 넣고 5분 정도 치대어 반죽에 끈기가 생기게 한다.

2. 1의 반죽을 반으로 나누어 각각 동그랗게 뭉친 다음 속에 프레시 모차렐라 치즈 한 덩어리를 넣고 둥근 모양으로 만든다.

3. 고기 반죽을 번갈아가며 양손으로 세게 던져 주고받으며 40회 이상 치댄 후 지름 11~12cm 크기로 납작하게 만들고 가운데 부분을 살짝 누른다.

4. 달군 팬에 버터(1/2큰술)와 포도씨유(1/2큰술)를 두르고 3을 넣어 중간 불에서 앞뒷면을 각각 30초씩 노릇하게 지진다.

5. 고기의 겉면이 회갈색으로 익으면 가장 약한 불로 줄여 뚜껑을 덮고 한 면당 2~3분씩 속까지 익혀 꺼낸다.

6. 소스를 만든다. 달군 팬에 버터(1큰술)를 두르고 양송이버섯, 다진 양파와 마늘을 넣고 약한 불에서 1분 정도 볶아 향을 낸 다음 돈가스 소스와 토마토케첩, 물엿, 물, 소금, 후춧가루를 넣고 중간 불에서 3분 정도 끓인다.

7. 6에 데친 브로콜리를 넣고 1분 정도 더 끓인다.

8. 구운 햄버그 스테이크를 접시에 담고 버섯 스테이크 소스를 끼얹는다.

08 목살 파인애플 양념구이 채소 무침

재료(4인분)

돼지고기(목살) 600g, 대파(10cm) 4토막(또는 파채 100g), 깻잎 10장, 상추
13~15장

고기 양념 | 된장 2큰술, 파인애플 간 것 3큰술(통조림 파인애플 링 1개분), 맛
술 1큰술, 참기름 1큰술, 후춧가루 1/3작은술, 물 2큰술

채소 양념 | 까나리액젓 1큰술, 고춧가루 1큰술, 설탕 1/2큰술, 식초 1큰술, 다
진 마늘 1작은술, 참기름 1작은술, 달걀 노른자 1개분

만들기

1. 고기 양념 재료를 골고루 섞는다.

2. 돼지고기는 1cm 두께로 썰어 고기 양념에 버무려 1시간 정
    도 재운다.

3. 달걀 노른자를 제외한 채소 양념 재료를 골고루 섞는다.

4. 대파는 반으로 갈라 심을 빼고 0.3cm 폭으로 길게 채 썰어
    찬물에 5분 정도 담가둔다. 건져서 키친타월에 올려 물기를
    뺀다.

5. 깻잎은 돌돌 말아 0.5cm 두께로 채 썰고, 상추는 한입 크기
    로 뜯는다.

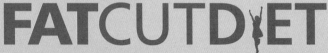

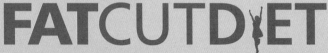**부록** 맛있게 살 빼주는 FAT CUT 요리법

FATCUTDIET

6. 그릴에 돼지고기를 올리고 노릇하게 굽는다. 또는 달군 팬에 포도씨유(1큰술)를 두르고 중간 불에서 앞뒤로 노릇하게 굽는다.

7. 먹기 직전에 채소에 양념을 넣고 가볍게 버무린다. 달걀 노른자를 넣고 한 번 더 버무린다.

202 | 203

09   통마늘 새우 볶음

재료(2인분)

중하 20마리, 마늘 5쪽, 홍고추 1개, 포도씨유 1큰술, 소금 1/4작은술, 후춧가루 1/8작은술, 레몬 1/2개(생략 가능)

만들기

1. 새우는 머리를 떼어내고 등쪽을 이쑤시개로 찔러 내장을 뺀다. 새우 머리는 수염을 잘라내고 씻어 버리지 말고 둔다.

2. 마늘은 0.3cm, 홍고추는 0.5cm 폭으로 썬다.

3. 달군 팬에 포도씨유를 두르고 마늘을 넣은 다음 약한 불에서 1분 정도 볶다가 센 불로 올려 새우와 새우 머리, 고추를 넣고 1분 정도 재빨리 볶는다. 소금, 후춧가루를 넣고 간한다.

4. 3의 팬에 레몬을 짜서 즙을 뿌리고 뒤섞은 다음 불을 끈다.

10 오징어 물회

재료(2인분)

오징어(생물, 몸통 부분) 2마리, 오이 1/2개, 배 1/4개, 양파 1/4개, 당근 1/4개,
상추 10장, 얼음물 1컵

양념 | 고추장 3큰술, 고춧가루(고운 것) 1작은술, 식초 2와 2/3큰술, 설탕 1/2
큰술, 물엿 1큰술, 사이다 1큰술, 생강즙 1/2작은술, 소금 1/4작은술, 통
깨 1/2작은술

만들기

1. 양념 재료를 골고루 섞는다.

2. 오이, 배, 양파, 당근은 5cm 길이, 0.3cm 폭으로 썬다. 상추
   는 1cm 폭으로 썬다.

3. 오징어는 손질해서 6cm 길이로 최대한 가늘게 채 썰어 양
   념에 버무린다.

4. 오목한 볼에 채소를 넣은 뒤 양념에 버무린 오징어를 얹
   는다.

5. 먹기 직전에 얼음물을 붓고 섞어 먹는다.

11   장어 버섯 구이

재료(2인분)

장어(손질된 것) 1마리(300g), 새송이버섯 2개, 참느타리버섯 1/2팩, 소금(버섯
밑간용) 1/2작은술, 참기름(버섯 밑간용) 1큰술, 깻잎 5장, 포도씨유 2큰술, 참
기름 2작은술

장어 밑간 | 마늘 1쪽, 생강(0.5cm) 1쪽, 청주 1큰술, 맛술 1큰술, 소금 1/2작은
술, 후춧가루 1/4작은술

간장 양념 | 양조간장 2큰술, 청주 2큰술, 설탕 1큰술, 꿀 2작은술, 다시마(5×
5cm) 1장, 물 4큰술

생강 드레싱 | 생강 1쪽, 식초 2큰술, 올리브유 1큰술, 꿀 2큰술, 소금 1/3작은술

준비하기

1. 장어 밑간에는 마늘과 생강을 최대한 가늘게 채 썬 다음
    청주, 맛술과 골고루 섞는다.

2. 생강 드레싱의 생강은 최대한 가늘게 채 썰어 드레싱 재
    료와 골고루 섞는다.

3. 장어를 반으로 썬 다음 1에 10~15분 정도 재운다. 키친타
    월로 물기를 제거한 다음 소금, 후춧가루로 밑간한다.

4. 새송이는 0.5cm 두께로 썰고 참느타리는 밑동을 제거해

함께 소금과 참기름에 버무린다.

5. 깻잎은 돌돌 말아 얇게 채 썬다. 찬물에 담갔다가 키친타
월에 올려 물기를 뺀다.

만들기

1. 간장 양념을 골고루 섞어 작은 냄비에 넣고 양이 반으로
줄어들 때까지 약한 불에서 7분 정도 끓이다가 다시마를
꺼낸다.

2. 달군 팬에 포도씨유(1큰술)를 두르고 버섯을 넣고 중약 불
에서 1분 정도 굽는다.

3. 2의 팬에 포도씨유(1큰술)를 더 두르고 장어를 넣은 후 약
한 불에서 앞뒤로 노릇하게 3분 정도 굽는다.

4. 장어에 간장 양념을 2~3번 정도 발라가며 타지 않게 10분
정도 더 구운 다음 4cm 길이로 썬다.

5. 접시에 버섯, 장어를 골고루 섞어 담고 깻잎을 올린다. 생
강 드레싱을 뿌려 완성한다.

지방만 쏙 빼주는 **FATCUTDIET** 팻 컷 다이어트

초판 1쇄 발행 | 2009년 9월 15일
개정판 1쇄 발행 | 2024년 5월 20일

지은이 | 김성동
펴낸이 | 이성수
주간 | 김미성
편집장 | 황영선
디자인 | 여혜영
마케팅 | 김현관
펴낸곳 | 올림
주소 | 서울시 양천구 목동서로 38, 131-305
등록 | 2000년 3월 30일 제2021-000037호(구:제20-183호)
전화 | 02-720-3131 | 팩스 | 02-6499-0898
이메일 | pom4u@naver.com
홈페이지 | http://cafe.naver.com/ollimbooks

ISBN 978-11-6262-062-5 13510

FAT CUT DIET **SCHEDULER**

O mode						
일	5일		6일		7일	
	식이		식이		식이	
	운동		운동		운동	
	FAT DOWN mode					
일	12일		13일		14일	
	식이		식이		식이	
	운동		운동		운동	
	FAT ZERO mode					
일	19일		20일		21일	
	식이		식이		식이	
	운동		운동		운동	
ode						
일	26일		27일		28일	
	식이		식이		식이	
	운동		운동		운동	
ode						
일	33일		34일		35일	
	식이		식이		식이	
	운동		운동		운동	

식단과 운동을 제대로 실행한 날엔 ○, 부족한 날엔 ×를 체크해주세요. ○가 많아질수록 의욕도 생기고 다이어트가 더 즐거워집니다.
7일 이상 제대로 실행했다면 '세포가 싫어하지만 혀가 좋아하는' 패스트푸드나 고탄수화물 음식을 한 번쯤은 즐겨도 좋습니다.

FAT ZEF

1일		2일		3일		4
체지방검사 구충제 복용 숙변 제거		식이		식이		식이
		운동		운동		운동

8일		9일		10일		1
식이		식이		식이		식이
운동		운동		운동		운동

15일		16일		17일		1
식이		식이		식이		식이
운동		운동		운동		운동

FAT ZERO m

22일		23일		24일		2
식이		식이		식이		식이
운동		운동		운동		운동

FAT DOWN

29일		30일		31일		3
식이		식이		식이		식이
운동		운동		운동		운동